ぽっこり
お腹が
必ず凹む

美腹ダイエット

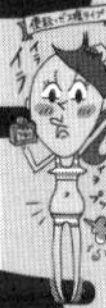

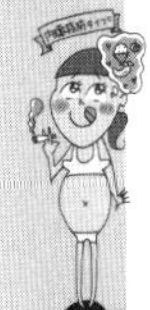

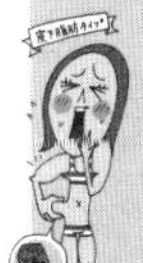

松生クリニック院長
松生恒夫監修

幻冬舎

はじめに

この本を手に取られたからには、あなたは、ぽっこりお腹《なか》をなんとかしたいと切実に思われているのでしょう。

こうなった原因についても、薄々はわかっているかもしれません。だとしても、今までは改善法が見つからなかった……、または見つかって実践してはみたものの思うように結果が出なかったのではないでしょうか。ふっ筋を何回やっても、食べない我慢のダイエットを続けても、下剤を飲んでもひっこまないお腹。しかも、ちょっとの油断でまた出てしまうのが下腹の困ったところです。

消化器内科医で大腸の内視鏡の専門医として、私はこれまでに2万人を超える人たちの腸を診《み》てきました。実際、お腹が目立つ人のなかに、腸の基本的な運動がなされていない人が多いのです。また、このような人は内視鏡で腸を見ると、腸の形や内部の色もきれいではありません。

そうした腸を持つ人が、主訴である便秘やガス腹を解消する治療で消化、吸収、排泄といった腸の本来の機能を取り戻すと、ダイエットをしていなくても下腹部が比較的、スレンダーに変わるケースが少なくありません。また、腸の働きが正常になった後には、結果としてやせやすい体質に変わっていくことも、いくつかの臨床例で確認しています。

そもそも漢方の世界では、お腹がいわゆるカエル腹で便秘がちな人に「防風通聖散《ぼうふうつうしょうさん》」という漢方が有効だとされていました。この防風通聖散は漢方のやせ薬としても有名で、つまり、腸の機能をよくしてやせる試みは昔からあったのです。もう、おわかりでしょう。お腹が出るか出ないかは腸のシステムと深く関係し、ぽっこりお腹はまさに腸が不健康になったサインの1つです。

女性のぽこんと出た下腹や、力なくたるんだ二段腹は腸が健康になったときから解消し始め、お腹の調子が悪く便秘がちなメタボ腹の人にも結果的には有効かもしれません。また腸が正常に動き始めると頭痛、肩こり、イライラなどの不定愁訴が解消し、大腸ガンなど病気のリスクも下げることになるのです。

本書は、そんなぽっこりお腹を腸からのアプローチで解消する、本格的なお腹やせの本です。

解消法は腸が喜び、簡単にできるものばかり。あなたのお腹がすぐに出てしまう原因も理解しながら、健康でスリムな美腹を作ってください。

松生恒夫

はじめに……2

美腹STEP-1

ぽっこりお腹のタイプを知る!

あなたのぽっこりお腹はどのタイプ?……10
あなたは便秘・ガス腹タイプのぽっこりお腹です!……14
あなたは皮下脂肪タイプのぽっこりお腹です!……16
あなたは内臓脂肪タイプのぽっこりお腹です!……18
原因は……ほとんどが不健康な腸だった!……20
〈コラム〉皮下脂肪や内臓脂肪など、体脂肪がたまるしくみ……22

どうして、ぽっこりお腹になるの?

ぽっこりお腹のメカニズム

実例! みんなのぽっこりお腹ストーリー……24
お腹の中はこうなっている……30／あなたは「停滞腸」かもしれません……32
なぜ停滞腸になるのでしょうか?……34／便秘からぽっこりお腹が第1位……36
便秘の種類とレベル……38／ぽっこりお腹のターニングポイント……40
便秘でぽっこりお腹の本当!……42／ガスがたまってぽっこりお腹……44

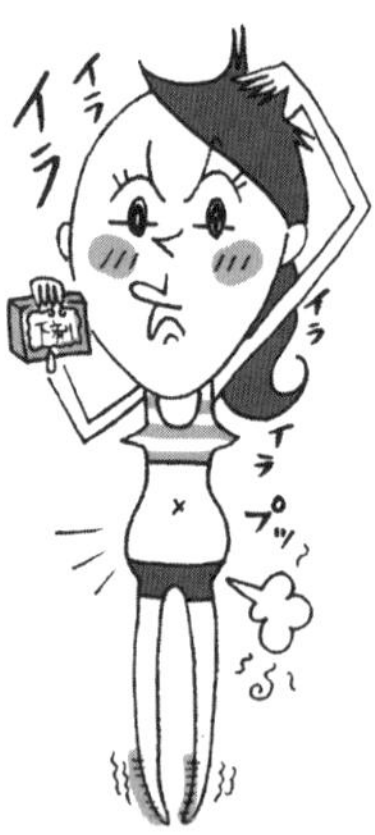

“便秘をしていなくても”老廃物がぽっこりを進行させる……46
皮下脂肪がついてはみだし腹に……48／内臓脂肪がつくと、体重増加とメタボ腹に……50
〈コラム〉メタボリック症候群の診断基準……52

美腹にリセット

キレイになる！　ずっと健康でいられる！

外側も内側もキレイ！　美腹の条件7……54
美腹になって、健康を手に入れる！……58
困ったときは、便秘外来があります！……62
〈コラム〉大腸ガン以外にも知っておきたい便秘、停滞腸に隠れている怖い病気……61

美腹STEP-2

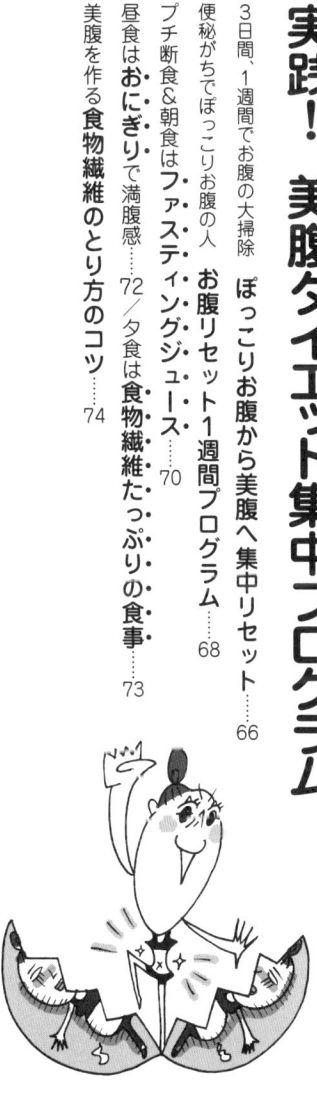

実践！　美腹ダイエット集中プログラム

3日間、1週間でお腹の大掃除　ぽっこりお腹から美腹へ集中リセット……66
便秘がちでぽっこりお腹の人　お腹リセット1週間プログラム……68
プチ断食&朝食はファスティングジュース……70
昼食はおにぎりで満腹感……72／夕食は食物繊維たっぷりの食事……73
美腹を作る食物繊維のとり方のコツ……74

食物繊維の量がひと目でわかる ファイバーインデックス(F・I)……76
便秘はひどくないけどぽっこりお腹の人 **お腹リセット3日間プログラム**……78
プチ断食&朝食はファスティングヨーグルト……80

美腹STEP-3

実践! 美腹メソッド

美腹効果は確実! **ぽっこりお腹解消メソッド**……84
必ず変わる! **美腹メソッドスタート!**……86
便秘・ガス腹タイプ……88/停滞腸を伴う皮下脂肪タイプ……89
停滞腸を伴う内臓脂肪タイプ……90

美腹食

美腹8食材……92
美腹食事スタイル……98
玉ねぎジュース……102/デトックス〝ホット〟ドリンク……104
デトックスダイエットスープ……106/ファイバーボール……110
シナモンヨーグルト……113/トマトのオリーブオイルかけ……114/快腸緑茶……115
ファイバーカフェ・オ・レ……116/酢スカッシュ……117

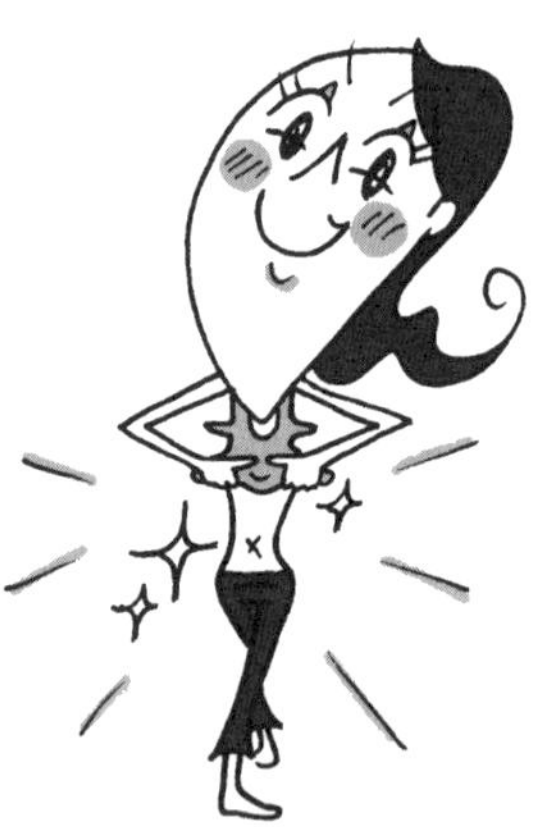

〈コラム〉美腹野菜……108
〈コラム〉ファイバーで美肌になる……112／〈コラム〉美腹に効く油……118

美腹運動

美腹ふっ筋……120／美腹スクワット……122／美腹エクササイズ……124
お腹まわし……126／美腹ウォーキング……128
〈コラム〉ぽっこりお腹はアンチエイジングの敵！……127
〈コラム〉やせにくい遺伝子!?……130

美腹セルフケア

美腹マッサージ……132／美腹ツボ……134／お尻たたき……136／肛門シャワー……137
〈コラム〉ずっと聞きたかった!?　オナラの疑問……138

美腹リラックス

美腹呼吸……140／美腹半身浴……142／美腹ミュージック……144
〈コラム〉お腹やせに役立つ漢方薬とサプリメント……148

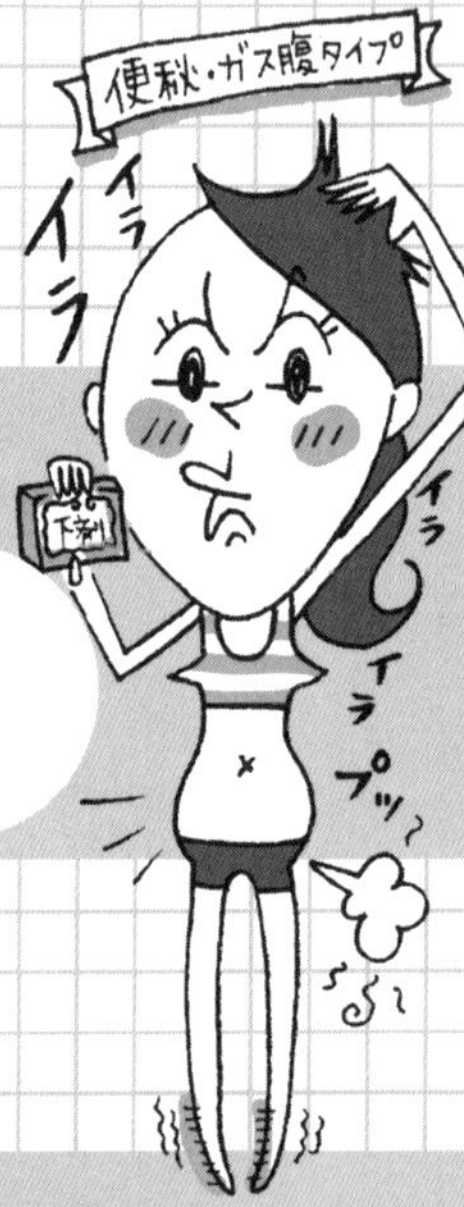
便秘・ガス腹タイプ
イライラ
下剤
イライラ
イライラ
プッ

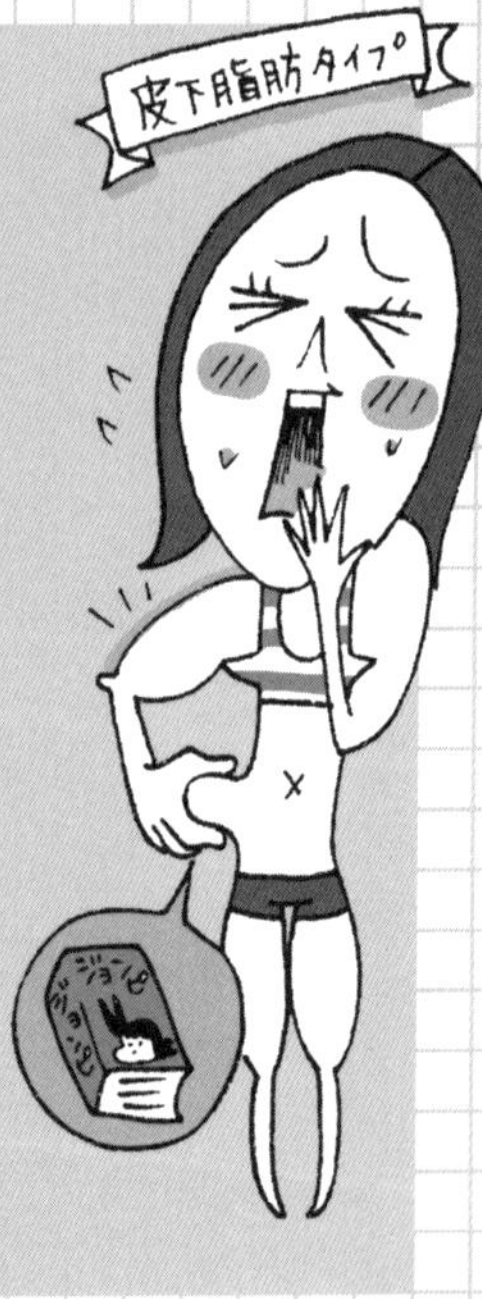
皮下脂肪タイプ

美腹 STEP-1

あなたのぽっこりお腹、どのタイプ？

ぽっこりお腹のタイプを知る！

ぽっこりお腹にもタイプがあります。
便秘・ガス腹タイプ、皮下脂肪タイプ、内臓脂肪タイプの３つ。
生活習慣やお腹の悩みなど、今すぐチェック！

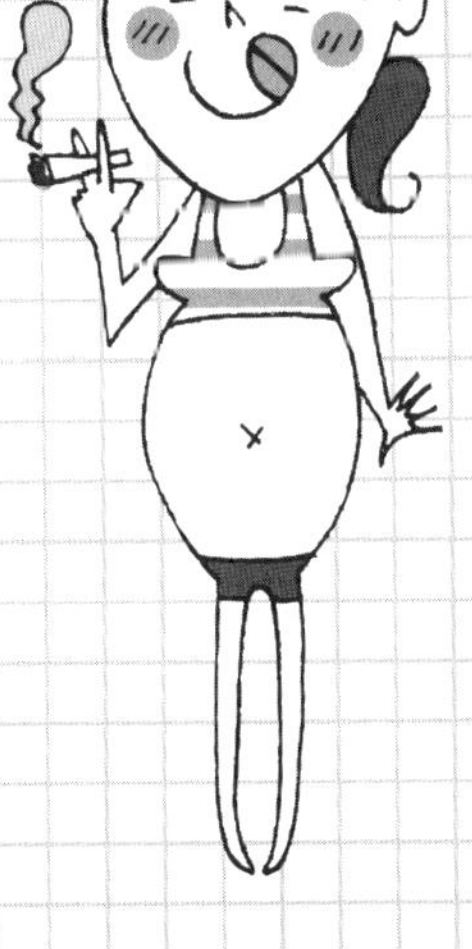

チェック してみよう！

あなたのぽっこりお腹はどのタイプ？

ひと口にぽっこりお腹といっても、二段腹、三段腹、太鼓腹、はみ出し腹、たるみ腹、プヨプヨ腹、カチカチ腹、メタボ腹……など、大きさや硬さ、肉のたるみ具合などで呼ばれ方もいろいろです。

この本では、ぽっこりお腹を、腸の働き方や脂肪のつき方から「便秘・ガス腹」「皮下脂肪」「内臓脂肪」の3タイプに分けてみました。

「便秘・ガス腹」は便秘やガス腹が続くうちにお腹が出るタイプ、「皮下脂肪」はお腹の周辺に皮下脂肪がつくタイプ、「内臓脂肪」は大腸や小腸の周囲に脂肪がついたメタボリック症候群のタイプで、タイプごとに解消方法も少しずつ異なります。

まずは、あなたがどのタイプなのかをチェックしてみましょう。ここ1年の生活や体調をもとに、A、B、Cの3つのシートをすべてチェックしてください。

最もチェック数が多いシート、その該当ページに進めばあなたのお腹のタイプが判明します。タイプ別に、あなたのぽっこりお腹の要注意度もわかります。

CHECK-A

□とくに下腹部全体がぽっこり出ている

□１日に３食とらないことが多く、基本的に少食

□野菜、果物があまり好きではなく、水分もあまりとらない

□排便したいという感覚が少ない

□１年以上、下剤を毎日使用している

□下腹部がよくはる

□排便がなくてお腹がはってくると胸やけがする

□ストレスを感じることが多い

□オナラが臭いことが多い

□運動不足である

□よく手足が冷たくなる

合計　　　個

このページのチェックの数が一番多い人はP.14へ

CHECK-B

□お腹の肉をつまむとマンガ１冊分以上ある

□お腹を押すとぶよぶよして弾力がない

□運動してもやせにくい

□フライなど油っこいものが好き

□外食ではほかの人より食べる量が多い

□二の腕や太ももが極端に太い

□便秘がち

□冷えやむくみがひどい

□セルライトができやすい

□母親が肥満体型

□体重が少ないわりに体脂肪値が高い

合計　　　個

このページのチェックの数が一番多い人はP.16へ

CHECK

□お腹がパンパンにはってつまめない、
お腹を押すと硬くて弾力がある

□お腹まわりのサイズが女性90cm以上、男性で85cm以上

□果物が大好き

□ご飯やパスタなどの炭水化物が欠かせない

□休日は家でゴロゴロするのが好き

□便秘がち

□喫煙している

□食べる量が昔と変わってないのに太ってきた

□家族に糖尿病患者がいる

□血圧が高い

□体重が多いわりに足が細い

合計　　　個

このページのチェックの数が一番多い人はP.18へ

あなたは

便秘・ガス腹タイプのぽっこりお腹です！

食事や運動などの生活習慣や、**便意の我慢、ストレス、ダイエットなどの原因**が続くなかで腸の働きが低下して便秘になり、お腹が出たのでしょう。また、便秘が続くうち、老廃物からガスが発生してお腹がはっていませんか。

そうした便秘やガス腹のために、**やせていても下腹部だけがぽこん**と出たり、食後に決まって**下腹部がはってきて**お腹が出やすくなります。**胸やけや胃の痛み**を感じやすいかもしれません。

「便秘・ガス腹」タイプはとくに若い女性に多い傾向があり、**お腹の筋力が弱くてウエストに締まりがなく、垂れ気味のぽっこりお腹**が特徴です。

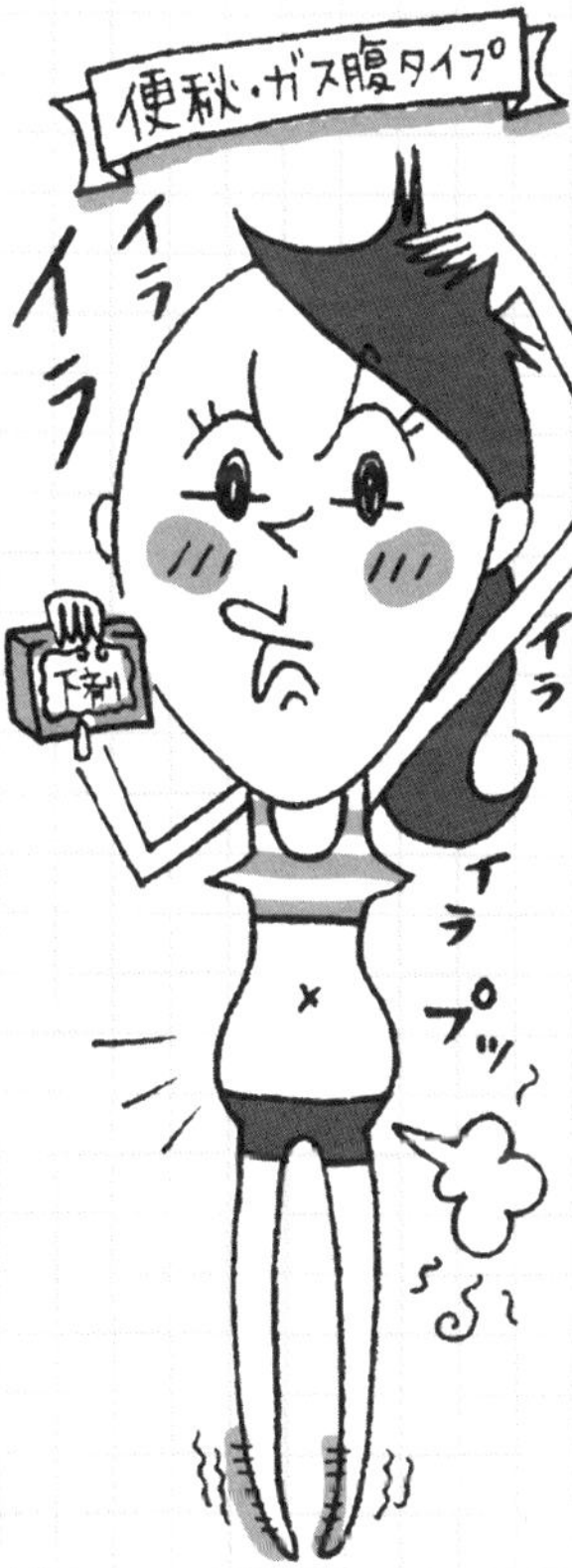

ぽっこりの重症度は?

チェックAシートのチェック数が、

「3～4個」 ➡ **軽症ぽっこり**
便秘やガス腹の
予備軍で今から生活改善を。

「5～7個」 ➡ **中程度ぽっこり**
中程度の便秘で野菜や
果物など食物繊維の摂取を。

「8個以上」 ➡ **危険なぽっこり**
重症の便秘の可能性が。
一度、専門医の検査を。

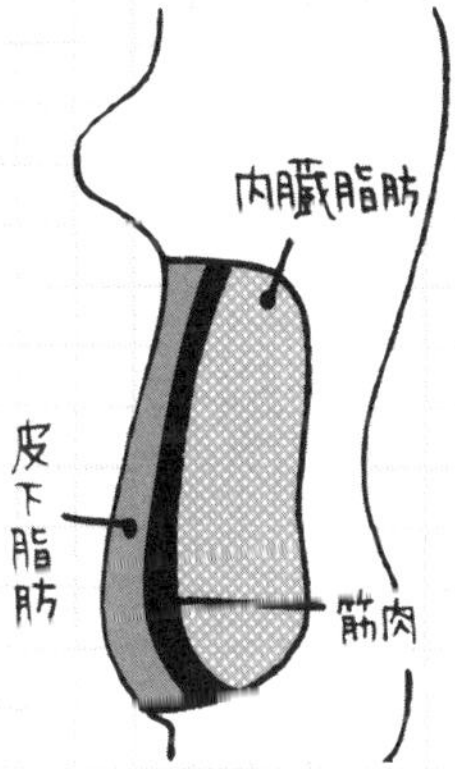

あなたは皮下脂肪タイプのぽっこりお腹です！

炭水化物や脂質のとり過ぎに運動不足などが加わって、皮膚の下に脂肪が蓄積したのでしょう。また**体が冷えて**、その結果として熱を下げないために皮下脂肪がついた可能性も高そうです。

とくに女性の場合は女性ホルモンの周期の影響を毎月受けることや、また男性に比べると筋肉質ではないことも影響して、**お腹や二の腕、太ももなどに皮下脂肪**がつきやすいのです。

「皮下脂肪」タイプはお尻や太ももが太い**「洋なし型肥満」**が多く、下腹が横からはみ出している**二段腹か、三段腹**で比較的柔らかいのが特徴です。

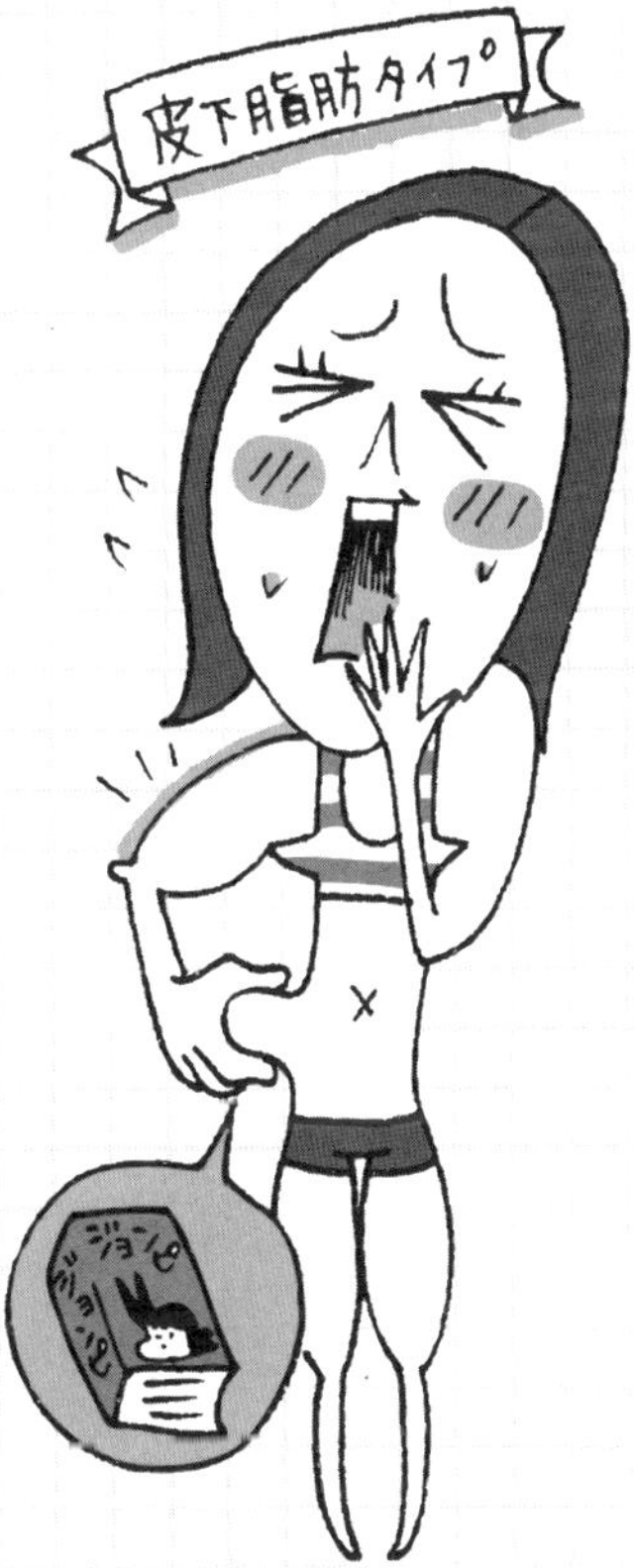

ぽっこりの重症度は?

チェックBシートのチェック数が、

「3～5個」 ➡ 軽症ぽっこり
軽めの皮下脂肪ですが、この先は年々脂肪が蓄積していく可能性が。

「6～8個」 ➡ 中程度ぽっこり
皮下脂肪を減らすために運動や食事の見直しを。

「9個以上」 ➡ 危険なぽっこり
身体機能や婦人科疾患なども心配な脂肪のつき方。早急にダイエットが必要。

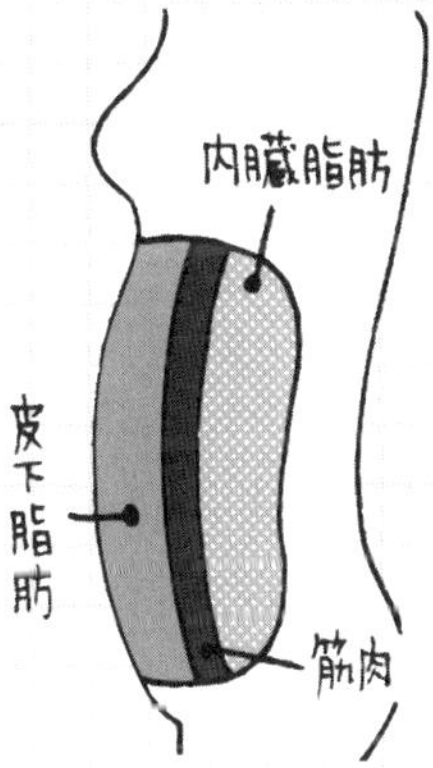

あなたは

内臓脂肪タイプのぽっこりお腹です！

大腸や小腸の内臓のまわりに脂肪がつく、生活習慣病ともいえる**メタボリックシンドロームのお腹**です。

お腹の肥満とともに、**糖質や脂質のとり過ぎによる血管や血流の障害を起こし、高血圧、糖尿病、高脂血症などの症状**も出ます。さらには、心筋梗塞《こうそく》や脳梗塞などの疾患にかかりやすいので、ぽっこりお腹のなかでも最も**健康リスクが高い**タイプでしょう。

女性よりも男性に多く、「内臓脂肪」タイプは**ウエストやお腹まわりが太い「りんご型肥満」**が多く、お腹が硬い太鼓腹が特徴です。

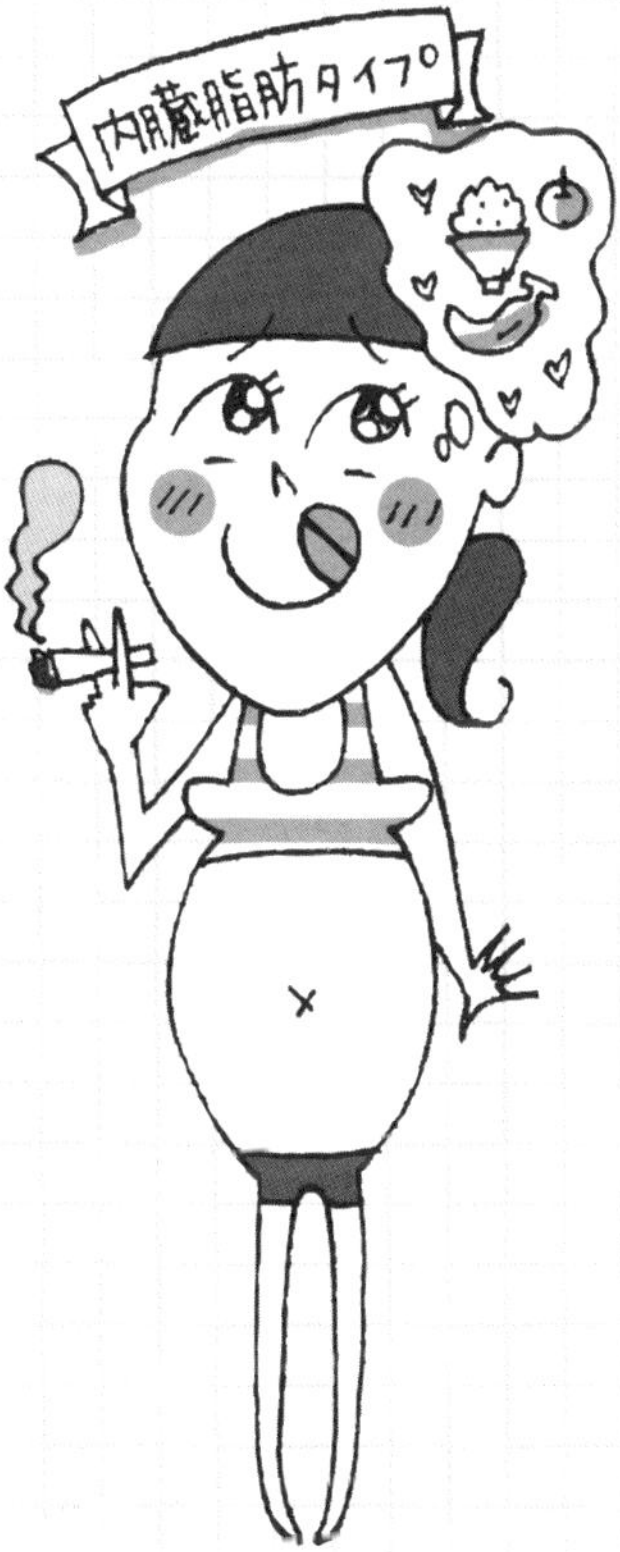

ぽっこりの重症度は？

チェックCシートのチェック数が、

「4～5個」 → **軽症ぽっこり**
将来が心配なメタボリックシンドローム予備軍です。

「6～7個」 → **中程度ぽっこり**
すでにメタボリックシンドロームの可能性が大きいでしょう。

「8個以上」 → **危険なぽっこり**
メタボに加えて生活習慣病なども心配。健康のためにも早速、対策が必要です。

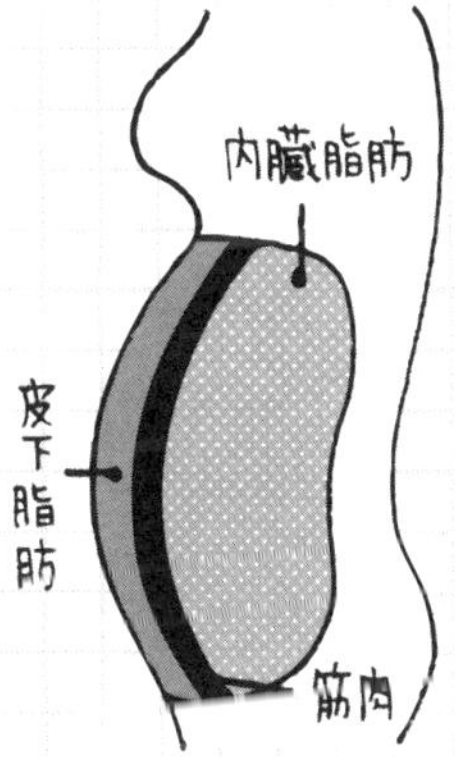

原因は……

ほとんどが不健康な腸だった！

あなたのぽっこりお腹のタイプがわかりましたか？　わかったタイプの詳しい解説は23ページ以降のぽっこりお腹のメカニズムに、またＳＴＥＰ－３の88～90ページにはタイプ別におすすめメソッドも紹介しています。

ところで、どのタイプであれ、ぽっこりお腹になるのは生活上のさまざまな原因があります。たとえば、ダイエットや偏食、運動不足や不規則な生活、ストレスなどがあげられるでしょう。

では、そうしたきっかけがダイレクトにぽっこりお腹を作るのかというと、そうではありません。毎日のウォーキングをやめたらお腹が出てきた、ストレス食いをしているうちにぽっこりお腹になる……。そのあいだには、腸が不健康になるという身体変化が生じています。

「便秘・ガス腹」タイプですと、日常生活でのなんらかの要因が一時的に腸の働きを鈍らせますが、それが改善されないままだと腸が不健康になって、ぽっこり腹が引き起こされるのです。

たとえば、腸のぜん動運動が適切に行われないなど大腸の働きが鈍ると便秘になりやすくなります。その結果腸にガスなどの老廃物がたまりやすくなり、代謝も低下します。

だから、腸の機能を整えるなんらかのアプローチをしなくてはぽっこりお腹はビクともしないばかりか、ますます進行することに。逆に、腸の機能が整うとラクにお腹がひっこみ始めます。

また「皮下脂肪」タイプ、「内臓脂肪」タイプでガス腹や便秘を伴う人なら、便秘とガス腹を改善することで、太鼓腹や二段腹の見た目が変わっていくでしょう。というのは体の脂肪は一挙には改善しませんが、それに比べ、お腹のガスは比較的容易に減少させることができるからです。そういう人はまずは便秘やガス腹の原因を取り除くことから改善させましょう。

腸を健康にして便秘とガス腹を改善し、ぽっこりお腹をすっきりと見た目もいい「美腹」へと導いてください。

Column

皮下脂肪や内臓脂肪など、体脂肪がたまるしくみ

皮下脂肪タイプの脂肪も、内臓脂肪タイプの脂肪も、余ったエネルギーが皮膚の近くや内臓などの体の部位にたまる体脂肪の一種です。

この脂肪としてたまる余ったエネルギーは、主に脂肪分と糖分です。まず、食品でとった脂質は小腸から吸収されて、最初に運動による筋肉で使われます。その筋肉で使われた残りが脂肪細胞に体脂肪として蓄えられます。また、脂肪分が肝臓に取りこまれて中性脂肪になり、中性脂肪が増えることでも脂肪組織に取りこまれ、体脂肪として蓄えられるのです。

さらに、ご飯などの糖質も、食べ過ぎなどで膵臓《すいぞう》から出るインスリンというホルモンが増えることで体脂肪を増やします。インスリンにはブドウ糖を脂肪に変える働きがあるので、ご飯を食べ過ぎると体脂肪として蓄積されていくのです。

このような脂肪や糖質のとり過ぎがあって、それに運動不足が加わって筋肉で使われないと、余ったエネルギーが体脂肪として蓄積されます。つまり、体脂肪率が上がるのは摂取エネルギーが消費エネルギーを超えた結果なので、よほどの筋肉質でない限り、体脂肪率の上昇は体重の増加と一致します。

どうして、
ぽっこりお腹に
なるの？

ぽっこりお腹のメカニズム

「ガスがたまっていつもパンパン！」

「ダイエットしたのにお腹だけやせない」……

お腹の疑問はメカニズムを知って解決しましょう。

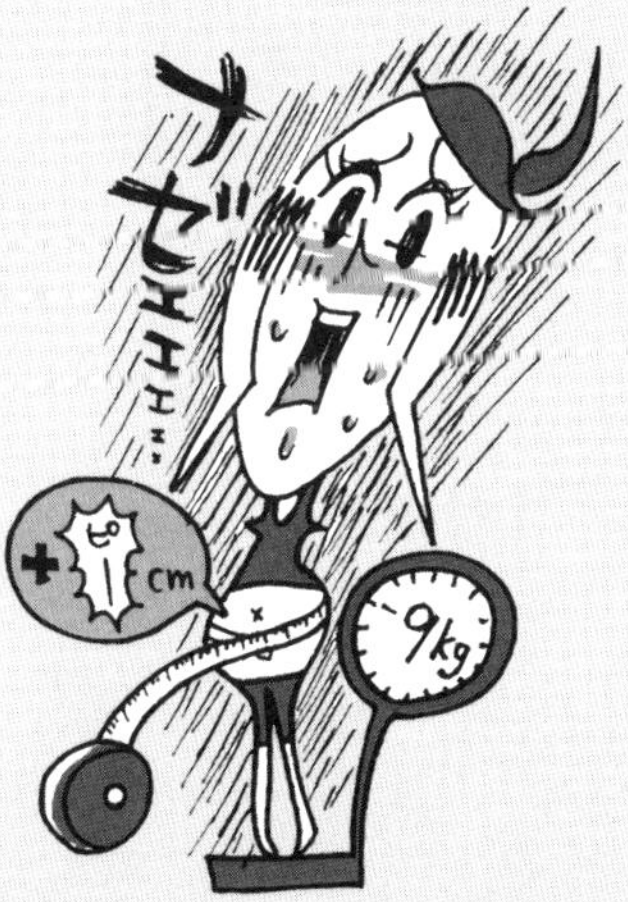

なぜ？　どうして？

実例！　みんなのぽっこりお腹ストーリー

クリニックで便秘や腸の治療にあたっていると、ぽっこりお腹に悩む女性や、大きくなったお腹を持て余す男性を見かけます。とくにメタボリックシンドロームが言われ始めてからは、お腹のことを気にする男性が増えました。

そんなぽっこりお腹のみなさんは、**若いのになぜ……、お腹が出るほど食べてないのに……、ダイエットしてやせたのにお腹だけやせない……**など、こんなお腹になってしまったことを不思議に感じているのです。

実はこうした不思議にこそ、**腸の不健康がぽっこりお腹を作る理由とそのメカニズム**が表れているのです。ぽっこりお腹のメカニズムについてお話しする前に、クリニックの症例のなかから、そんな不思議の声を紹介しましょう。ちなみに、この患者さんたちは腸の治療を行い、私が提案した解消法も実践して、ぽっこりお腹を解消している方たちばかりです。

「ガスがたまっていつもパンパン」――Yさん　32歳　女性

ひどい便秘ではないのですが、疲れるとガスがたまりやすく、お腹がはってパンパンになり、お腹が痛かったり、胃痛もよくあります。便のにおいがきつくて、私が用を足した後、家族はしばらくトイレを使えないほど。オナラも頻繁で、夕方の疲れが出る時間帯や、帰りの電車でお腹がはってきてオナラを我慢するのに困ることも。

こんな調子でいつもお腹がすっきりしなくて、お腹は出る一方で、食べ物なのか、体質なのか。なんで私だけ、こんなパンパンのお腹なのでしょうか？

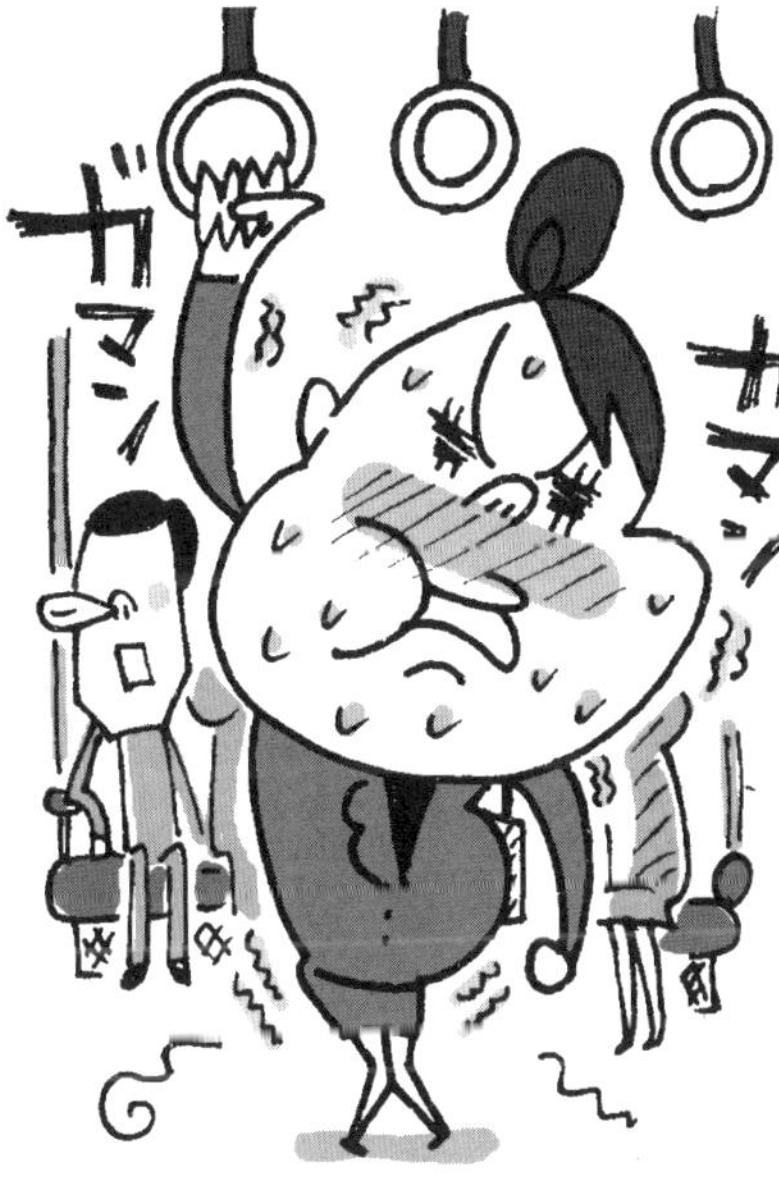

「オバさんじゃないのにお腹が」――25歳　Sさん　女性

母親の二段腹を見ては、「ナニ、そのお腹！」とバカにしていた私。ああはなりたくないと思っていました。でも、今年のお正月に食っちゃ寝をした後からお腹が出るように。

彼にも「あれれ、オバさんになっちゃった!?」と言われてしまい、ジムに通い始めたのですが、ひっこむ気配はありません。こんなお腹じゃ水着は無理。お腹が出てからは体が冷えるなど体調もよくないので、病気じゃないかと心配になってきました。

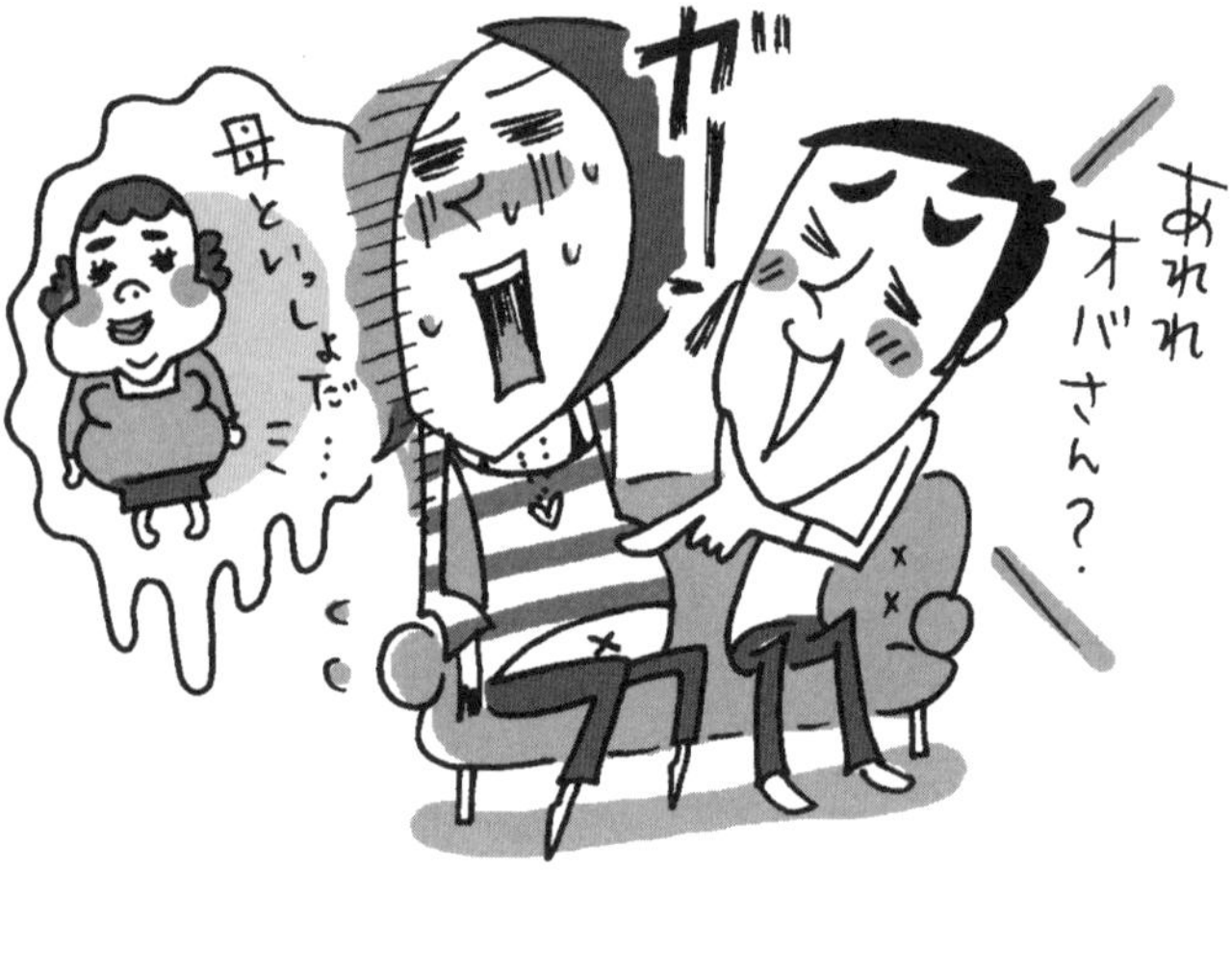

「便秘のたびにお腹太り」——29歳　Mさん　女性

会社に入ってからは朝食をとらず、朝の便意が起きにくくなりました。出ないときは5日も便秘で、スカートがきつくなるし、便がカチカチになって出そうで出ないトラブルもたびたび。

3、4年前からは、便秘薬も飲むようになり、最初は適用量を飲んで出ていたのですが、だんだんと出なくなり、今では3倍量を飲むように。便秘薬を飲むと水っぽくてゆるい便が出て、出した直後にはお腹がひっこみますが、すぐにぽっこり。少しでも便が出るようにさつまいもとかかぼちゃをできるだけ食べていますが、効きません。便秘のたびにお腹が出て、しかも便秘は悪化するばかり、どうしたらいいの？

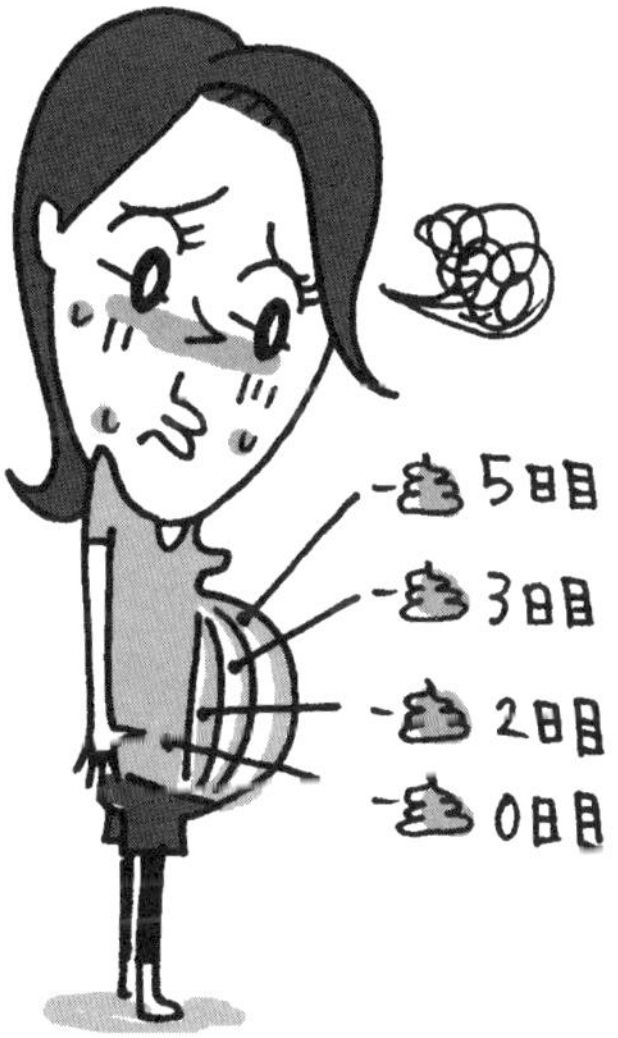

「ダイエットしたのにお腹だけやせない」――38歳　Iさん　女性

ご飯やパンなどの炭水化物を食べないダイエットで、3ヵ月で7kgやせました。顔立ちも変わり、足も細くなり、二の腕も細くなりました。ただ、お腹のやせ方がイマイチ。しかも、ダイエット後は、体重のリバウンドはないのに、お腹だけがリバウンドを起こしてしまい、前よりも目立つぽっこりお腹に。その後も、炭水化物抜きダイエットを再開してさらに2kgやせています。合計で9kgやせましたが、お腹は思ったほどひっこまなかったのです。ダイエットしたのにお腹が太るなんて……。

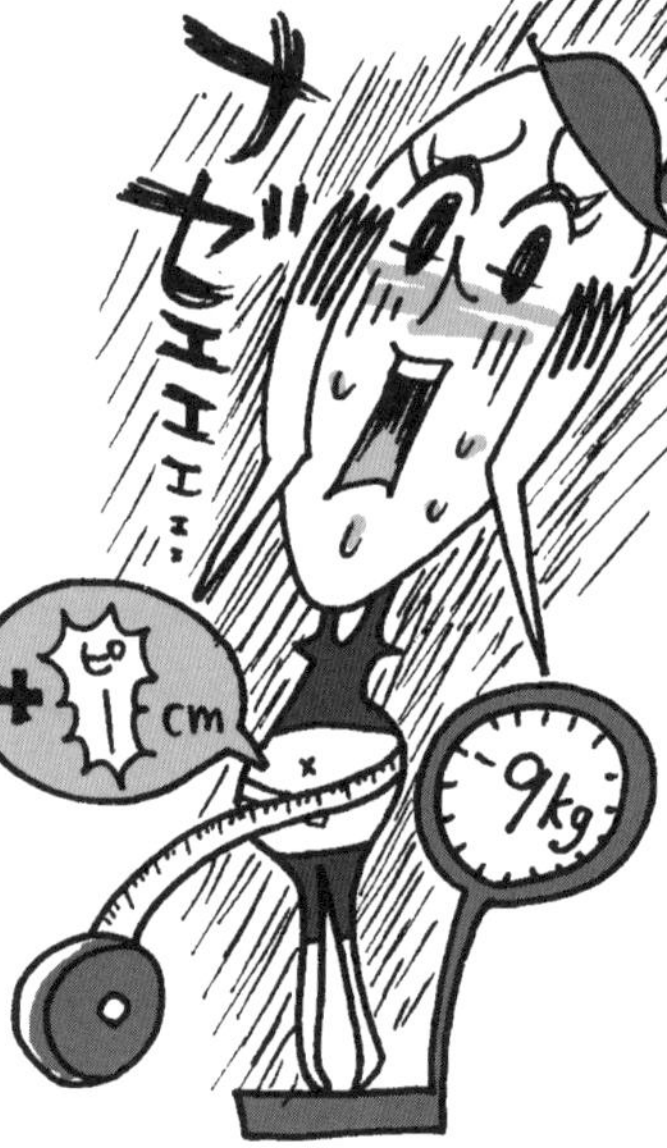

「気づいたら典型的なメタボ腹」――40歳　Oさん　男性

学生時代から続けていたテニス。３年前に仕事が忙しくてやめました。その後から、お腹が出てきてズボンが入らなくなり、10％台だった体脂肪も25％に。

運動をしなくなったことと、仕事のストレスもあって飲んでは食べてしまう毎日……。かつては筋肉がついていたお腹に脂肪がべったりとのっかり、見るたびにがっかり。なぜか、男のくせに便秘にまでなり、お腹がよくはるのです。

腹まわりを測ってみると完全にメタボ腹サイズ。血圧も高めなので、メタボリックシンドロームのレッテルをはられることは間違いないでしょう。

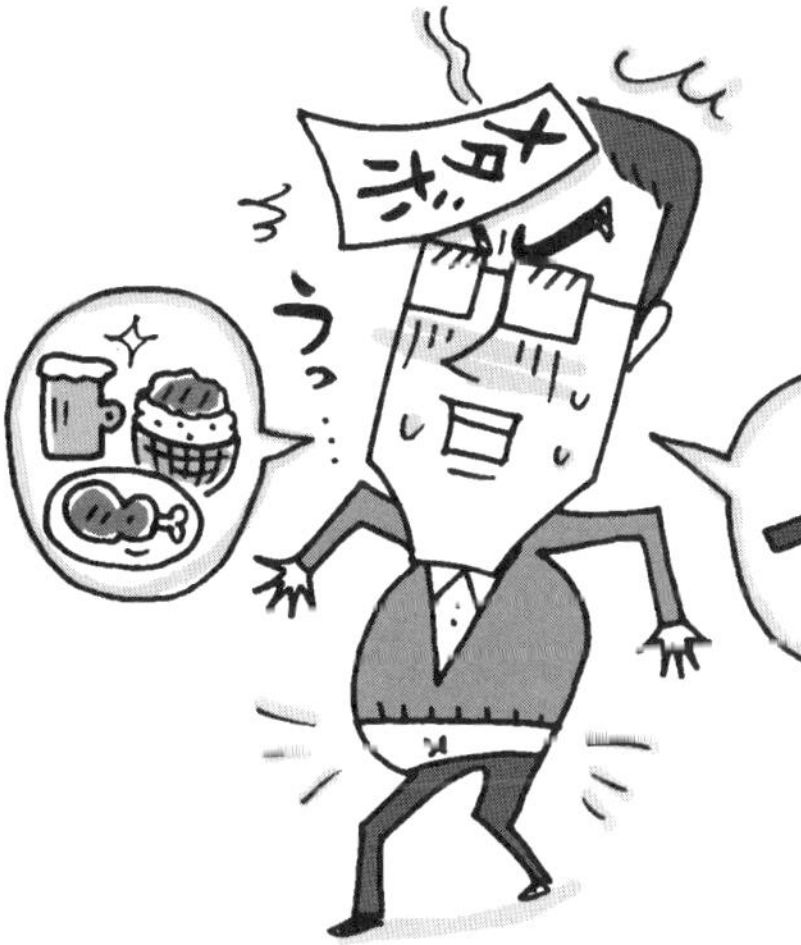

お腹の中はこうなっている

腸は、口から始まり食道から胃を経由する消化管の最終地点です。

お腹の中には大腸と小腸があり、2つの腸が胸の少し下から骨盤内部にかけて複雑な形で存在します。中央には絡み合ったスパゲティのような小腸(十二指腸、空腸、回腸)があり、その小腸を下から上、右から左、上から下とぐるりと取り囲んでいるのが大腸(盲腸、上行《じょうこう》結腸、横行《おうこう》結腸、下行《かこう》結腸、S字結腸、直腸)です。

一般に腸とは小腸をぐるりと取り囲む大腸を指していて、本書でも腸というときは大腸のことをいっていると思ってください。

そんな腸の働きで、食べ物の残りカスを便などの老廃物に作り変え、肛門から排出します。

たとえば、あなたがランチにハンバーグを食べたとします。

❶ハンバーグは食道を通って胃に運ばれます。胃の消化酵素で消化・吸収されや

すい形になってから小腸に行き、栄養のほとんどが吸収されてドロドロに。
❷そのドロドロが大腸に届き、上行結腸、横行結腸、下行結腸を通過しながら水分が吸収され、S字結腸に到達するころには固形物としてたまります。
❸さらに、大腸のぜん動運動で直腸に送られ、直腸で反射を起こして脳に「我慢する」または「いきむ」といった便意として意識されます。
❹最後に、脳から出る「いきむ」の指令が自律神経の働きにも影響して肛門括約筋を弛緩《しかん》させて、肛門から便が排泄されます。

腸にはまた、脳の命令を受けなくても自分で判断する神経細胞も存在するのです。腸管の粘膜の下には神経線維の束があって、これが脳に匹敵するほどの働きをするために、腸は「第2の脳」と呼ばれるほどなのです。

この第2の脳としての働きは、自律神経とともに排便システムのぜん動運動を司っていて、それ以外にも腸が独自に判断して食べ物の分解に必要な酵素やホルモンの分泌を促したりします。

お腹がはったり、便秘が続くことで気分まで落ちこんだり、イライラするのも、腸の神経線維が感じたことが逆に脳に伝わるから。つまり胃腸は消化・吸収・排泄に忙しい働き者ですが、一方でナーバスな身体組織でもあるのです。

あなたは「停滞腸」かもしれません

毎日の排便は、全長が9ｍもある小腸と大腸、また指令を送る脳や便を最終的に排出する肛門のチームプレーで成り立っています。

そして、これらの1ヵ所でも障害が起きれば排便が止まって便秘になり、またガスや老廃物がたまることで腹部に不快感が表れます。

こうした障害が起きた腸のことを、「停滞腸」というのです。

停滞腸って何？　新しい腸の病気？　そう思われたかもしれません。もちろん停滞腸は正式な医学用語や病名ではありません。最近、年齢や男女の別なく増えている、機能低下を起こした腸を私が名づけ、そう呼ぶことにしたのです。クリニックを訪れる患者さんの多くはこの停滞腸だといえるでしょう。

停滞腸になると、排泄機能がうまく働かなくなり、その結果、排便リズムが乱れて便秘になり、またお腹に便やガスなどの老廃物がどんどんたまってしまうのです。

しかも停滞腸を持っている人が全員、便秘になるとは限りません。

さほどの便秘ではないものの腹部の膨満感やガスの滞留などの自覚症状がある人も該当者で、たとえば、いつもお腹がはっている人や、トイレで出してもすっきりしない人、食後にお腹が出る人も停滞腸の人です。

そうした停滞腸の人の腸を内視鏡で見ると、健康な腸は美しいピンク色をして弾力に富んだ管であるのに対し、停滞腸はくすんだ色をし、弾力に欠け、だらんと垂れています。

またセンナ、大黄などの下剤を常用すると、腸管の粘膜にシミのようなものができやすくなります。大腸に大腸憩室《けいしつ》という風船のようなふくらみが確認できることもあり、ひどいケースでは腸の内壁が真っ黒になっていることもあるのです。

要は、停滞腸は腸の働きが悪いうえに、だらしない形状で汚れてもいるわけです。ぽっこりお腹を抱えている人は、そんな不健康な腸になっている可能性が高いのです。

なぜ停滞腸になるのでしょうか？

生活習慣の偏りや心身に受けるストレスが、知らず知らずのうちに停滞腸を作ります。だから生活が不規則になりがちで、ストレス社会の現代では停滞腸の人が年々増える傾向にあるわけです。

たとえば、1日2食や朝食抜きなどの欠食、運動不足、冷え性、睡眠不足、過激なダイエット、間食のし過ぎ、朝のトイレの我慢など、誰もが1つは思いあたる〝わかっていてもやめられない生活の癖〟が、健康で美しかった腸を不健康で汚い腸に変えていきます。

また、これまでさほど問題にされてこなかった便秘薬（下剤）の長期使用も停滞腸の原因になっていることを、クリニックで便秘の治療を続けるなかでわかってきました。

さらには、日本人の食生活が変わったことで、日本人の腸が変わってきたことも停滞腸を増やしているのでしょう。食物繊維が豊富で低脂肪の食生活を送ってきた日本人の腸は、本来、欧米人に比べて長いのです。ところが肉食や乳製品が中心になったことで、S字結腸の部分の湾曲が大きくなって腸が短くなっている傾向にあるのだそうです。

実は、「便秘・ガス腹」タイプをはじめ、「皮下脂肪」タイプ、「内臓脂肪」タイプのぽっこりお腹の一部原因にこの停滞腸が関与しているのです。摂取カロリーや食べる量に気をつけても、停滞腸に気づかなければ、ぽっこりお腹は改善しないでしょう。

まず、自分が停滞腸であることに気づくことが大切です。

気づいたら改善すればいいわけです。ふだんの生活で停滞腸になる原因を改めるよう心がけ、そのうえで正しい便秘対策をはじめ、食事や運動、マッサージやリラックス法などのケアのなかからできることをやれば、健康な腸にリセットすることができるでしょう。

便秘からぽっこりお腹が第1位

便秘は便が腸に長くとどまり、水分が吸収されて硬くなった状態。便秘がなくても停滞腸の人もいます。

便は食べ物が消化・吸収された残りカスです。毎日、食事をしている私たちは、毎日、残りカスが出て当然です。ところが、何らかの理由で排便が3、4日に一度になってしまうわけです。それでも不快症状がなければ、まだ便秘とはいえないでしょう。

排便間隔が開いてきて、排便時の困難感、腹部膨満感、便の残留感といったさまざまな不快症状が表れたときに、はじめて便秘といえるのです。

便秘の不快症状のなかでも、ガスがたまってお腹がはるのが、気分的にも一番すっきりしないのですが、同時に食べるたびにお腹が出てくるようにも。それがいつものことになるうちに、あるとき、お腹がぽっこり出ていることに気づくわけです。

便秘になってぽっこりお腹になるまでの期間は人それぞれですが、汗をかいて水分が奪われ便が硬くなる真夏や、寒さで体を動かないために腸も動かない真冬は、短期間でなる傾向があるでしょう。

また、自分は便秘なのか、出た便が正常か異常かなどは、患者さんにもよく聞かれる質問です。排便の回数、ウンチの形や色などからある程度は判断できるので、基準になるものを紹介します。参考にしてください。

便の様子チェック

排便回数	毎日1～3回や2、3日に1回	➡	正常
	5、6日に1回や1週間に1回	➡	便秘
	1日5回以上	➡	下痢
便の形状	表面が平らまたはひび割れている、ソーセージ状か蛇状の便	➡	正常
	硬い木の実のような便や、カチカチに硬い便がいくつか集まったソーセージ状の便	➡	便秘
	ふわふわした不定形の便や、固形物を含まない水のような便。	➡	下痢
便の色	黄色または黄褐色	➡	正常
	赤色っぽい	➡	肛門や大腸からの出血の疑いがある
	黒色っぽい	➡	食道、胃、十二指腸からの出血の疑いがある

便秘の種類とレベル

あなたの便秘の種類は何でしょう?

便秘の種類は大きくはガンやポリープなどが原因で起きる「症候性便秘」と、停滞腸など腸の機能が低下して起きる「常習性便秘」に分けられます。常習性便秘にはさらに、直腸まで便が下りてきているのに便意が起きない「直腸性便秘」、結腸全体の運動機能が低下し、お腹がはっているのに排便できない「弛緩性便秘」、ストレスから結腸の緊張が異常に高まって便秘と下痢を繰り返す「けいれん性便秘」があります。これらのどれにも属さないものとして、ダイエットなどで便の元になる食べ物が少ないために便が作れずになる便秘もあり、実際に私の便秘外来を受診する女性のほとんどがダイエット経験者なのです。

便秘を、軽症か重症かのレベルで分けることもできます。

軽症の便秘は、下剤に頼らなくても3日か4日に一度の割合で排便があり、腹部に多少の膨満感などを伴う便秘ですが、この段階なら食生活や日常生活を見直すことで改善の可能性があります。

中度の便秘は、5日くらい出なくなって腹部の膨満感や便の残留感などの不快症状も強くなり、週末に下剤を服用して一気に排便する習慣など、ときどき下剤で排便することがあります。下剤の量を増やさないと効かなくなる前に、今のうちに下剤の習慣をやめて、食事や日常生活の改善に働きかけるのがポイントです。

重症の便秘は、下剤を飲まないと1週間でも2週間でも出なくて、排便力が弱いというよりはまったくない状態です。下剤がだんだんと効かなくなり、量も増えていきます。常時お腹がはっていて、お腹のガスが胃を圧迫して食事がとれないこともあるかもしれません。このままにせず、便秘外来など医療機関で下剤依存症から脱する治療を受ける必要があります。

レベルでいうと、最初から重症の便秘になる人は少なく、1年か2年便秘が続くうちに、原因がいくつか積み重なって軽症の便秘から重症の便秘になっていくことがほとんどです。

ぽっこりお腹のターニングポイント

ふだんの生活で便秘が重症化するポイントは、お腹が出るか出ないかのターニングポイント。ぜひ知っておきましょう。

偏食続き

朝食抜きや欠食、外食などでの食物繊維不足により、胃や結腸の反射や腸のぜん動運動が低下。偏った食生活で便秘が進行します。

睡眠不足やストレス

腸の動きをコントロールするのに自律神経が大きく関わっているため、睡眠不足や過度のストレスで緊張が高まった腸は自律神経のバランスを崩し、腸の運動が抑制されて排便力が低下。また入院中や旅行中などの環境の変化でも重症の便秘が起きやすくなります。

運動不足

運動不足は血流障害や筋力低下を招き、代謝を低下させ、ぜん動運動などの腸の働きの低下や、排便に関わる筋力の低下を起こし、慢性の便秘に。

便意の我慢

朝の排便時間をのがしたり、便意が起きても我慢するなどしているうちに、直腸と肛門の働きが低下し、便意を感じなくなり、重症の便秘に。

下剤への依存

一般的な下剤（アントラキノン系下剤・大黄《だいおう》、センナ、アロエ）のほとんどは即効性はあるが、常用して6ヵ月〜1年以上になると大腸にメラノーシスという大腸結膜下に色素沈着が起きて、大腸の収縮運動が低下します。その結果ますます下剤に頼ることになって下剤依存症に。

便秘でぽっこりお腹の本当！

個人差はあるものの日本人の1日の排便量は150〜200gで、卵にすると3〜4個分です。

では、便秘をするとその量の分だけ便がたまるので、お腹が膨らむのでしょうか。

便秘をすると、硬くなった便がS字結腸にたまったままになりますが、それで蛇腹状のS字結腸が伸びてふくらむので多少はお腹がふくらみます。しかし、それだけでお腹がぽっこりするわけではありません。

まずS字結腸にたまった便は直腸にふたをするような形になり、便が腐敗します。これによってオナラのにおいがきつくなりますが、一方で腸内にガスが異常に発生してお腹がはります。

また、便秘が長引けば長引くほど大腸内に老廃物がとどまり、老廃物からはインドールやスカトールといった毒素が発生します。ガスによってお腹がふくらむので、便秘をすると下行結腸からS字結腸がふくれてお腹がはってくるのです。

さらには、これらの老廃物の蓄積が、結果として体の新陳代謝を衰えさせるのでお腹に脂肪もつきやすくなり、やせにくい体になっていくでしょう。

つまり、「便秘をする→たまった便が腐敗してガスがたまる→毒素が発生してお腹がはる→いつかはぽっこりお腹」、この流れで便秘がぽっこり腹を作るのです。

ですから、前述の下剤の依存でもふれたように、たまった便を下剤で一気に出したところで、腸の働きが悪いため、ガスが出しづらく、ためやすいのでさほどお腹がひっこまないわけです。

ここを勘違いして、お腹のシェイプアップのために下剤をたびたび使っていても、意味がないでしょう。むしろ下剤を使うことで、腸の働きのさらなる低下を招いて、お腹がよりはってくるのです。

ガスがたまってぽっこりお腹

お腹にガスがたまりやすい人はそもそもが便秘がちな人ですが、そんなに便秘がひどくなくても停滞腸になって排泄機能が落ちたことで老廃物がたまってしまい、インドールやスカトールといった有害物質から出たガスがたまってお腹が出る場合も少なくありません。

このガスの発生をそのままにしておくとオナラが頻繁に出て異常に臭くなる、いわゆるガス腹になります。あるときから急に、オナラのにおいがきつくなったと感じることがありますよね。その場合は腸の働きが悪くなって、腸が汚れている停滞腸になったと思っていいのです。

ガス腹になって、お腹の中にガスが充満すると、ガスが胃を圧迫してたびたび胸やけを感じるようになり、食事の量が少なくてもお腹がふくれて下腹だけがぽっこり出ることになります。ましてや外食でいつもより食べてしまった後は、スカートやズボンのホックを外したいと思うくらいお腹がパンパンになるわけです。

このお腹にたまるガスの量は、多い人ではおおよそ1・8ℓ入りペットボトル2本分にもなってしまうのです。想像してみてください、3・6ℓもの量のガスがお腹にたまれば、お腹が風船のようにふくらんだとしてもおかしくはありません。

また、ダイエットなどで4～5kgやせても、食事を減らしたために排泄機能が低下してしまえば、ますますガスがたまりやすくなります。そのために体重が減ったのにお腹だけはぽっこりということもありうるでしょう。

この、お腹にたまったガスの逃げ場がオナラなので、オナラを我慢することもよくありません。健康な腸でも1日に約5回分のオナラが出るようになっています。オナラを我慢するのを繰り返していると、腹部の膨満感になって、よけいにぽっこりお腹が進行する可能性は大きいでしょう。便秘が続くと吹き出物が出るなど肌荒れが起きますが、同じようにガスがたまった後にも肌荒れが起きてしまいます。

停滞腸を健康な腸にリセットすれば、ガスがたまらないすっきりお腹に変わっていきます。

“便秘をしていなくても” 老廃物がぽっこりを進行させる

有害物質や老廃物などとり過ぎたものは、とりあえずは体内にたまります。これらを処理するのが体の各臓器で、肝臓が有害物質を分解し、腎臓が血液をろ過して尿と一緒に体外に毒素を排出していきます。

そして腸は、口から肛門まで続く消化管の最後尾で、いわば病原菌や腐敗菌、活性酸素などの有害物質が最終的にたどりつく場所です。そのため、腸で作られる便からは、実に体内の老廃物の7割もが排泄されるのです。

決して悩むほどの便秘症ではなく、ある程度の便通があるのにお腹がぽっこりという人は、老廃物がたまっている可能性が高いのです。

自分では便をそこそこ出しているつもりでも、実はしっかり出しきれていない。その結果、老廃物がどんどんたまり、ガスが発生してお腹がはった状態なのです。

こうして腸の中に老廃物がたまると腸内環境が悪化し、体にとって有益な働きをする善玉菌（乳酸菌やビフィズス菌など）を腸内から減らしていき、一方で悪させる悪玉菌（ウェルシュ菌やブドウ球菌など）を増加させます。増加した悪玉菌が腸のぜん動運動を鈍らせたり、排泄を遅らせたりもするのです。また腸にたまる老廃物の影響で結果としてむくみやすくなり、肌荒れが起きやすくなり、口臭や体臭もきつくなるでしょう。

停滞腸を治して老廃物がたまらないきれいな腸を取り戻し、体内にたまった老廃物を追い出して腸管運動がよくなれば、容易にへこまなかったぽっこりお腹もスムーズにへこみ始めます。

また腸には、夜間に消化管運動を促すモチリンなどのホルモンがあります。このホルモンはとくにストレスの影響で分泌が低下するので、ストレスをためないことも老廃物がスムーズに排出できるコツの1つといえるでしょう。

また間違ったダイエットやアンバランスな食生活で栄養バランスが崩れ、とくに食物繊維が不足すると老廃物が排出されにくくなります。便秘じゃないからといって、食物繊維が足りていると思うのは要注意。食物繊維の不足も疑って、必要量をしっかりとることも心がけるべきでしょう。

皮下脂肪がついてはみだし腹に

体の組織の皮下に堆積する脂肪が皮下脂肪で、一般にはぜい肉とも呼ばれます。
皮下脂肪がつくのは運動不足や食べ過ぎで、消費エネルギーより食べ物からとる摂取エネルギーが上回ったときです。上回ることで糖質や脂質が余って中性脂肪となり、中性脂肪が増えると脂肪細胞が分裂を起こし、下腹をはじめ、二の腕、太ももの皮膚のすぐ下に脂肪として蓄えられます。

また、15歳くらいをピークに、20歳くらいから年齢とともに基礎代謝（安静にしていても自然に消費されるエネルギー）が下がることで全身の新陳代謝が悪くなって、もともと内臓を守るためにたくさん皮下脂肪がついているお腹に、より多くの皮下脂肪がたまっていくわけです。

さらには冷え性だと体の血流が悪くなり、基礎代謝が下がって脂肪の燃焼が促進されなくなり、皮下脂肪がたまりやすくなるともいわれています。

停滞腸で冷え性の人、停滞腸を改善しないまま年齢を重ねた人はダブルパンチ。

下腹がウエストの横からはみ出してそれが何段にもなるなど、皮下脂肪が厚くついたお腹になっていくでしょう。

皮下脂肪がついたぽっこりお腹は脂肪がつきやすいわりには、いったんついたら落ちにくいというのが定説です。基礎代謝の低下や血流障害を早めに意識し、長期的に運動や摂取エネルギーのコントロールを実行し、皮下脂肪がついてはみ出してしまったお腹を改善してください。

体重1kgあたりの基礎代謝

（単位:kcal／kg／日）

年齢	男性	女性
1〜2歳	61.0	59.7
3〜5歳	54.8	52.2
6〜8歳	44.3	41.9
9〜11歳	37.4	34.8
12〜14歳	31.0	29.6
15〜17歳	27.0	25.3
18〜29歳	24.0	23.0
30〜49歳	22.3	21.7
50〜69歳	21.5	20.7
70歳以上	21.5	20.7

内臓脂肪がつくと、体重増加とメタボ腹に

腸の中の腸間膜という薄い膜のまわりに脂肪がへばりつくのが、内臓脂肪です。この腸間膜があるおかげで腸があちこち行かずに固定されているわけですが、生活習慣や加齢などの影響で余った中性脂肪が、黄色い内臓脂肪になって、しだいに多く腸間膜につくのです。

中年世代になるとどんな人でもある程度は内臓脂肪がつくのですが、たまり過ぎが問題です。内臓脂肪がたまると、太鼓のようにお腹まわりが太くなってメタボリックシンドロームになります。

メタボ腹になると、ホルモン分泌のバランスが崩れて体重も増え始めます。また代謝も下がり、これに加齢による代謝の低下も加わるので、年々、体重は増えるばかりです。さらに内臓脂肪がつくと、脂肪細胞から分泌される生理活性物質のアディポサイトカインの善玉が減り、血管を詰まらせインスリンの働きを阻害する悪玉が増えます。これにより高血圧、高血糖、高脂質などの異常が起き、そ

こから糖尿病、心筋梗塞、脳卒中などのリスクが高くなるのです。

また、内臓に脂肪がたっぷりついている便秘の人がいることも肥満学会で指摘されています。つまり内臓脂肪がついた人のなかにも停滞腸の人が存在することがあるのです。

性質として、内臓脂肪は交感神経が活性化すると燃焼しやすいので、継続した運動で落としやすいのが特徴。メタボ腹の解消には運動習慣が必須です。

２００８年の４月からは健康診断にメタボリックシンドロームの検査項目が入り、３人に１人が積極的支援が必要になるといわれています。男性にとってはとくに気になるメタボですが、女性も無縁ではありません。女性ホルモンには脂肪の代謝をフォローする働きがあるので、女性ホルモンの分泌の減少が始まる年齢からは、女性でも男性のようなメタボな太鼓腹が増えるのです。男性も女性も、「メタボかも……」と気になる人は次ページコラムの診断基準をチェックしてみてください。

Column

メタボリック症候群の診断基準

メタボリックシンドロームではお腹まわりのサイズが最初の診断基準になるので、お腹の測り方は重要です。空腹時に、立った姿勢で、素肌になって、おへその位置にメジャーをあてて測定しましょう。

①お腹まわり

おへその位置でお腹を測定して
男性　85cm以上
女性　90cm以上

*ただし、お腹まわりがそれ以下でも BMI=体重÷身長÷身長が25以上の場合は対象に

②高脂血症

中性脂肪値　150mg／dℓ以上
HDLコレステロール値　40 mg／dℓ以下
のどちらか一方か両方に該当

*LDLコレステロール値140mg／dℓ以上で要医療

③高血圧

最大血圧(上)　130mmHg以上
最小血圧(下)　85mmHg以上
のどちらか一方か両方に該当

④高血糖

空腹時血糖値　100mg／dℓ以上
ヘモグロビンA1c　5.2%以上
のどちらか一方か両方に該当

そのほかに年齢や喫煙歴なども加味されますが、①お腹まわり（またはBMI）に加え、②③④のうち２項目以上あてはまる場合はメタボリックシンドロームの治療、積極的支援が必要になります。

キレイになる！
ずっと健康で
いられる！

美腹にリセット

ぽっこりお腹は見た目だけではなく、健康リスクもコワイ。
美腹にリセットするとアンチエイジング効果もあります。

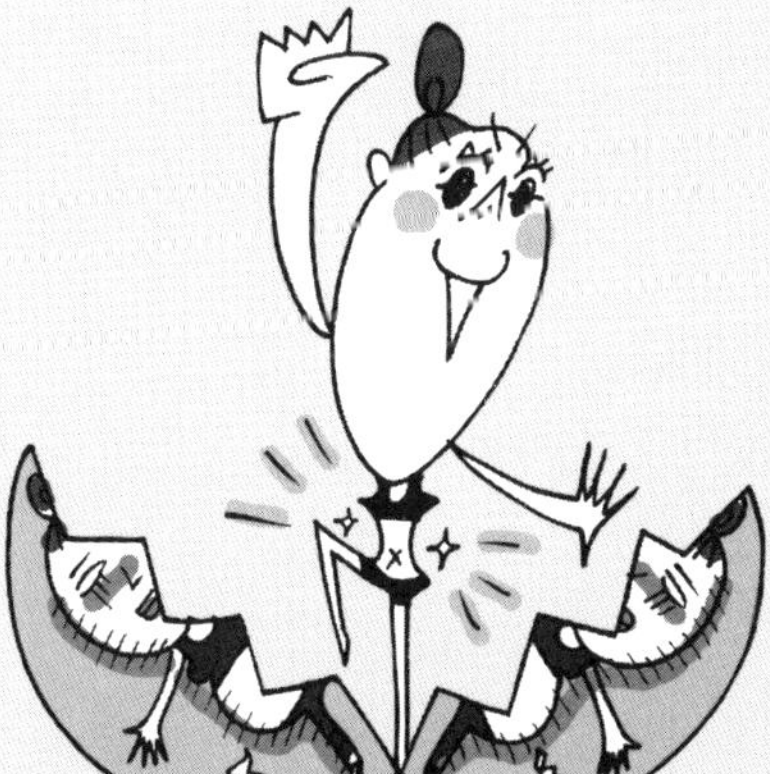

外側も内側もキレイ!

美腹の条件7

さほど大食いをしていないのにお腹が出る、下腹のはりが気になってしょうがない、こうしたぽっこりお腹になる原因は停滞腸など腸の働きの低下もあるのです。停滞腸を改善すれば、外側から見ても内側から見ても、美しいお腹に変わる可能性があります。そう、「美腹」に変身することができるのです。

すっきりスリムなペチャンコ腹の人は外見だけでなくお腹の中もきれいな美腹の持ち主ですが、体重はそこそこでもお腹だけポコンと出ている人は美腹の持ち主ではありません。目標は美腹を手に入れること! そんな美腹に必要な条件をまとめてみました。

美腹の条件-1　便秘とガス腹知らずのお腹

美腹の持ち主は、便秘やガス腹など排便機能に問題がなくて、コンスタントな便通を維持し、膨満感がなく、お腹のはりなど不快感を意識しない人です。

美腹の条件－2　老廃物がたまりにくいお腹

さほど食べてないのに、食事をするとすぐにお腹がぽっこりになるのは老廃物がたまっている証拠。そんな経験をしなくなり、食後はいつもお腹がすっきりしているのが美腹の証《あか》しです。

美腹の条件－3　姿勢がいい

姿勢が悪いと脊椎《せきつい》がゆがみ、内臓の働きが低下して便秘をしたり、腹筋が弱まり骨盤がゆがみ、内臓が下垂して下腹が出ます。ちょっとした瞬間も姿勢に気を配れることも美腹の大切な条件です。

美腹の条件－4　無理なダイエットを繰り返さない

無理なダイエットを繰り返すと、筋肉だけが落ちて脂肪がつく悪循環。腸の働きも低下するので、たとえ体重が減ってもお腹だけはぽっこりに。美腹は無理なダイエットでは作れません。

美腹の条件－5　つまめないお腹、おへそのくぼみをキープしているお腹

お腹がパンパンに硬くつまめないほどで、おへそのくぼみがなくなっているのは内臓脂肪が多いぽっこり腹で、逆にお腹の脂肪を皮膚ごと楽々とつまめるなら皮下脂肪が多いぽっこり腹です。美腹の条件はあくまでもつまみにくく、おへそのくぼみもきれいなお腹！

美腹の条件－6　食べ物と便通のバランスがいい

美腹の人は食べ物に気をつけて日頃の便通にも敏感で、ぽっこり腹の人は食生活のアンバランスが目立ちます。一度、食の認識のズレや食物繊維不足などに気づくために、その日食べたものに、便通の様子を加えて2～3週間メモしてみましょう。

記録をとることで揚げ物が多くて野菜が少ないことや、食物繊維がほとんどとれていない日があったり、水分はほとんど甘味飲料を飲んでいるなど問題点が見つけやすくなります。また、そうした食事と便通の関係もわかるかもしれません。いつ、どこで、誰と食べたか、過食に走る前のストレス状況なども余白に書いておくと、日記風で楽しく続けられそうです。

美腹の条件-7　リラックスが上手

脳が便通に関わるのは、視床下部に自律神経のコントロールタワーがあるから。ストレスや不眠、過労で自律神経の働きが乱れると副交感神経の働きが低下して便意が起きにくくなります。また、自律神経の働きが乱れると老廃物もたまりやすくなってしまいます。

つまり、便意や老廃物に関与する自律神経も腸自身もストレスに弱いので、ストレスを上手にかわせることも美腹の条件です。

副交感神経は安静にしたり、リラックスすると優位になるので、ぽっこりお腹の解消にも、一見、関係ないことのように思えるリラックスすることがとても重要なのです。リラックスすることが上手くて、ストレスをコントロールできる人は美腹のキープ力も高いでしょう。

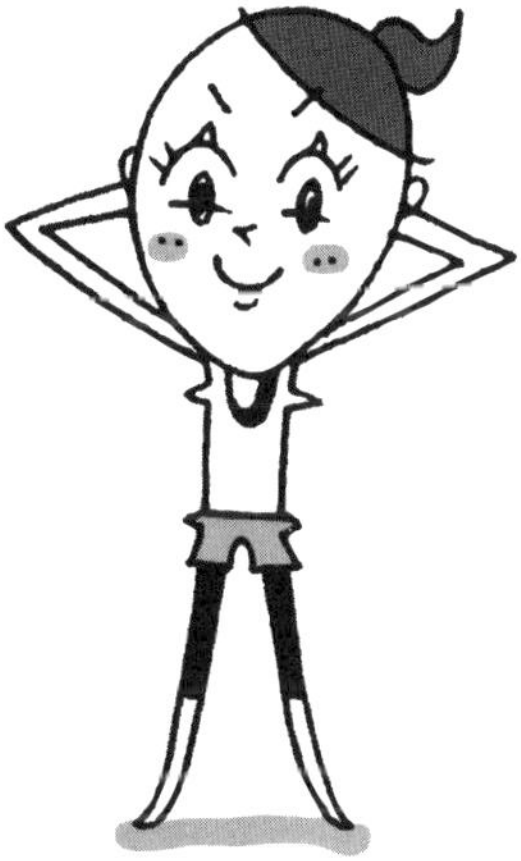

美腹になって、健康を手に入れる！

ぽっこりお腹のままでは基礎代謝も下がって太りやすい体質になり、スタイル面の大きなマイナスになります。

そもそもがお腹が出ていると、動きにくく、見た目も悪いもの。また便秘で吹き出物が増え、体臭もきつくなるなど美容面のリスクも抱えることになります。それればかりか、ぽっこりお腹をそのままにしていると健康面の心配も大きくなるのです。そんなぽっこりお腹の健康リスクを見てみましょう。

ぽっこりお腹の健康リスク

ぽっこりお腹が続き、停滞腸で老廃物をためこんだままにしていることで腸内細菌のバランスが崩れます。これによって

悪玉菌が優勢になるなど腸内環境が悪化し、腸管には免疫細胞が数多くあるために免疫力も衰えるのです。

つまり、ぽっこりお腹の人はスリムなお腹の人に比べさまざまな病気にかかりやすく、また病気にかかった場合は治りにくくもなるといえます。

また、皮下脂肪がお腹につき過ぎたままにしていると、下半身にセルライトがつきやすすく、むくみが進行し、冷え性や肩こりや頭痛などの末梢血管の循環障害なども起きやすくなるでしょう。メタボなどで内臓脂肪が多い場合は動脈硬化が進行して、心筋梗塞や脳卒中を起こすリスクが高くなります。

大腸ガンのリスクを上げる停滞腸

さらに、ぽっこりお腹に共通する原因の停滞腸をそのままにしているうちに腸の疾患にかかりやすくなりますが、なかでも大腸ガンのリスクが高くなることが心配です。また、便秘と大腸ガンの関係については、次ページ（60ページ）を見てもらうとわかるように、大腸ガンの7割近くは直腸やS字結腸など、大腸のなかでも便をためこむ場所に発生するのです。そのため、便通を起こす働きの低下が大腸ガンに結びつくというよりも、便秘をいつまでも改善しないで老廃物をためこむことが大腸ガンを発生しやすくしている、そう考えてよさそうです。

大腸ガンでは、以前は経験のない便秘が1ヵ月以上続く、便が急に細くなった、潜血がついた便、下痢と便秘の繰り返しなどの症状が表れやすいので、気になるなら早めに専門医を受診してください。

いずれにしても、美腹を手に入れることは、これから先の健康も手に入れることになります。

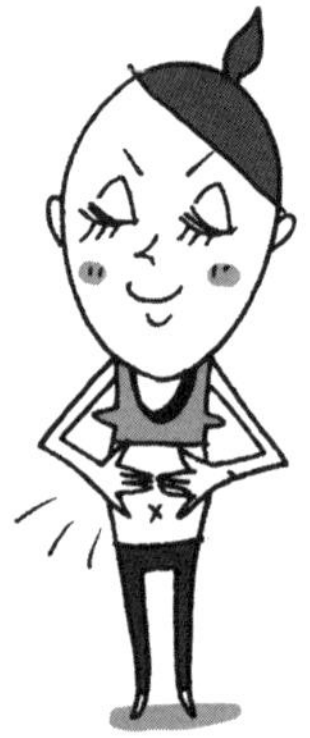

早期大腸ガンが起こりやすい部位（全例564人中）

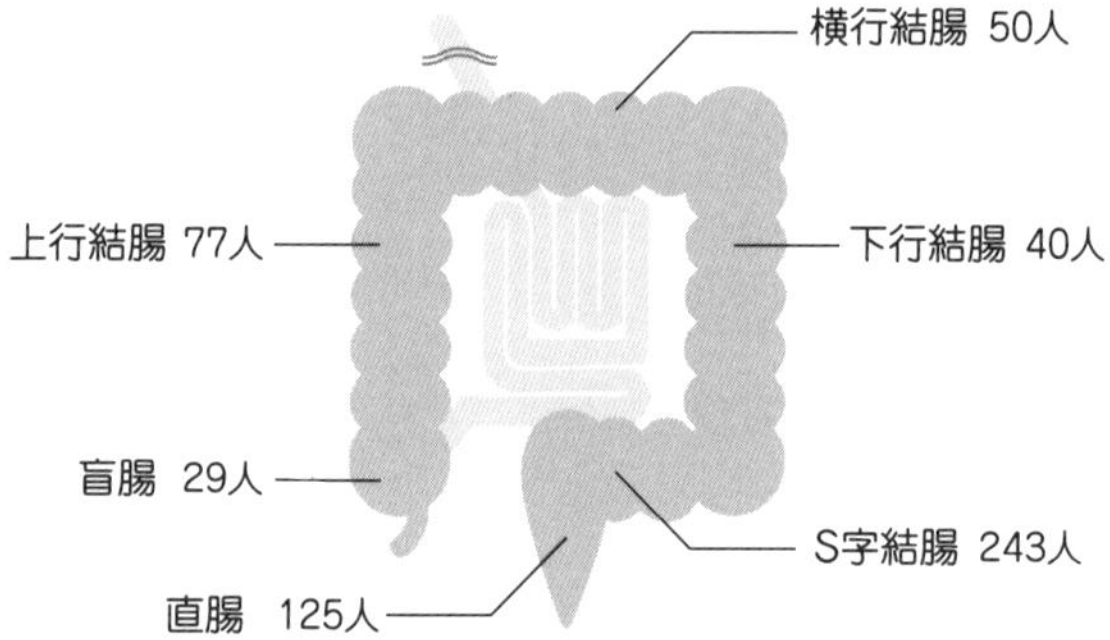

（松島病院　大腸肛門病センターにおいて松生調査）

Column

大腸ガン以外にも知っておきたい 便秘、停滞腸に隠れている怖い病気

大腸ポリープ

大腸の内側から発生するイボ状の腫瘤《しゅりゅう》。便秘とともに肛門からの出血があり、「便潜血反応」検査で診断できます。

過敏性腸症候群

ストレスで自律神経の働きが乱れることで腸がけいれんを起こし、便秘や下痢を交互に繰り返し、コロコロした便や細い便が出て、残便感もあります。

逆流性食道炎

停滞腸の影響で腹部の膨満により胃を圧迫することで、胸やけが起きることがあります。

甲状腺機能低下症

甲状腺の病気で、甲状腺ホルモンの分泌が少ないために起きる甲状腺機能低下症になると、倦怠感や甲状腺の腫れとともに便秘が続きます。

摂食障害

極端な食事制限や過剰な摂取によって消化機能の働きが低下して便秘が起きやすくなります。

困ったときは、便秘外来があります！

便秘外来は病気として認知されなかった便秘を診断し、治療する、便で気になることがあるときも受診できるいわば腸の専門科。最近では消化器科や肛門科、大学病院の専門外来として便秘外来を行うところが増えてきました。

便秘の診断と治療

私のクリニックの便秘外来では、問診で下剤の使用期間や服用量、開腹手術の経験、食生活など便秘の背景を聞くことから始まります。

便秘の程度によっては検査を行わずに問診のみの場合があり、また診察時に便秘でひどく苦しい場合は浣腸や摘便を行います。検査は必要に応じて、背景に早期大腸ガンや大腸ポリープなどの疾患が隠れていないかを調べるために、腹部単純エックス線検査、注腸《ちゅうちょう》造影検査、大腸内視鏡検査で調べます。また大腸内視鏡検査では、下剤の使い過ぎによる大腸メラノーシスを確認することもできます。

大腸内視鏡検査と聞くと痛い、つらいというイメージがありますが、私のクリニックでは鎮静剤や鎮痛剤を使って苦痛がなくこの検査ができ、お尻の部分だけ穴が開いた検査着を着用するので抵抗感もなく受けられます。

問診後、また大腸内視鏡検査などで大腸ガンや大腸ポリープなどの病気がないことが確認できたら、便秘の治療を始めます。食事や運動療法を指導し、アントラキノン系の下剤（センナ、アロエ、大黄などを含む下剤）の常習者には下剤を減量させる指導も行います。

下剤や整腸剤、漢方薬で便通を促しますが、停滞腸の程度により使い方や種類が異なり、漢方薬は、防風通聖散や麻子仁丸《ましにんがん》など。下剤は、便意があるものの腸の動きが鈍い停滞腸には便を柔らかくするマグネシウム製剤を、停滞腸でも重症とされる便意がない場合は、炭酸ガスを発生させる座薬で直腸反射を促す治療を行います。服用開始後は、患者さんの便秘の症状の変化を観察しながら、下剤の減量を行っていきます。

便秘やお腹のはりがつらいけど、病院に行きにくいと思っていた人も、便秘外来なら気軽に受診できそうです。とくに、下剤に頼りきってきた人は便秘外来での診察が必要でしょう。

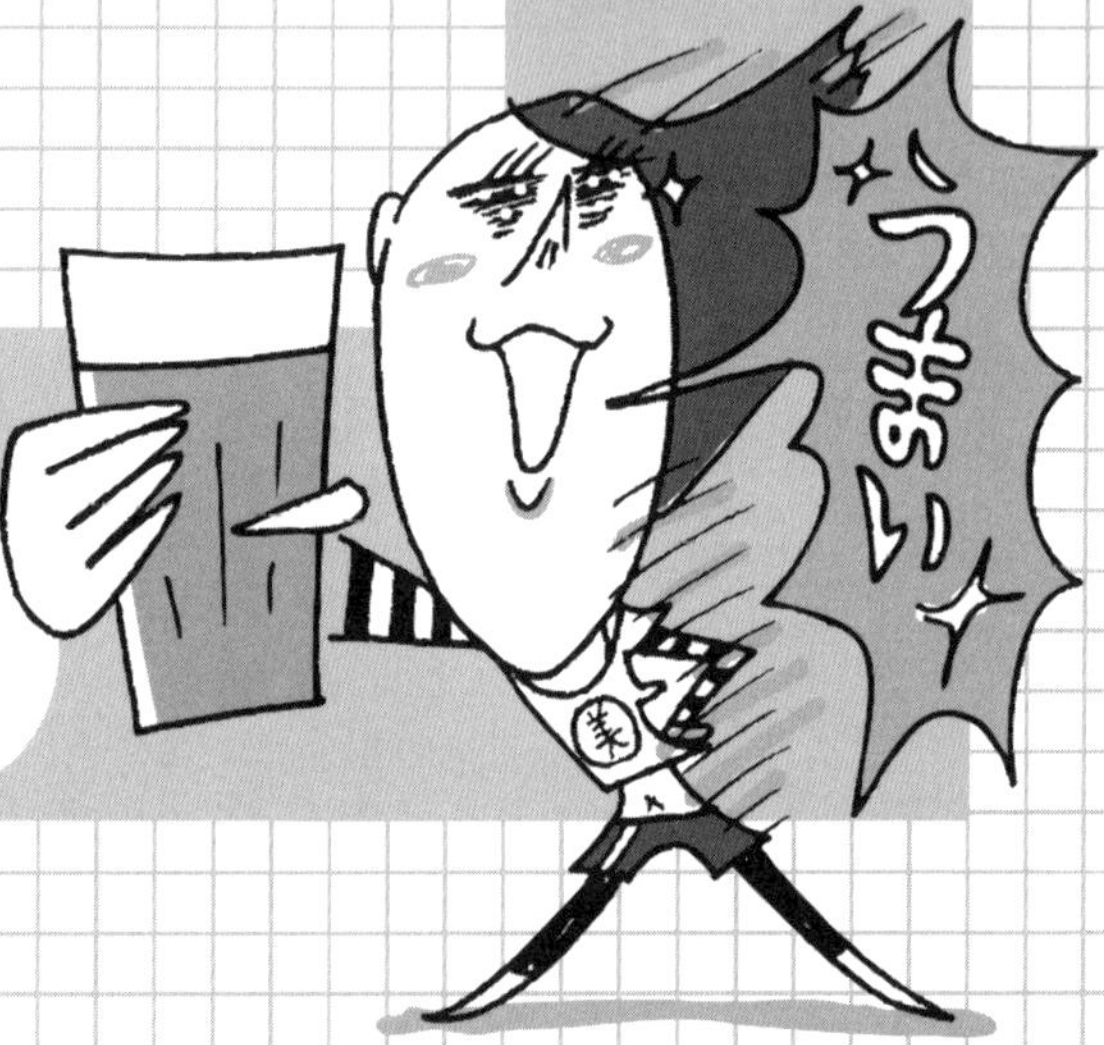
うまい

美腹 STEP-2

便秘がちでぽっこりお腹の人は1週間、
便秘はないけどぽっこりお腹の人は3日間

実践！ 美腹ダイエット 集中プログラム

週末から始める集中プログラムで必ずぽっこりお腹がへこむプログラム。
お腹のお掃除もできちゃうから、美腹プラス腸美人にもなります。
お肌のトラブルも解消し、デトックス効果も期待できます。

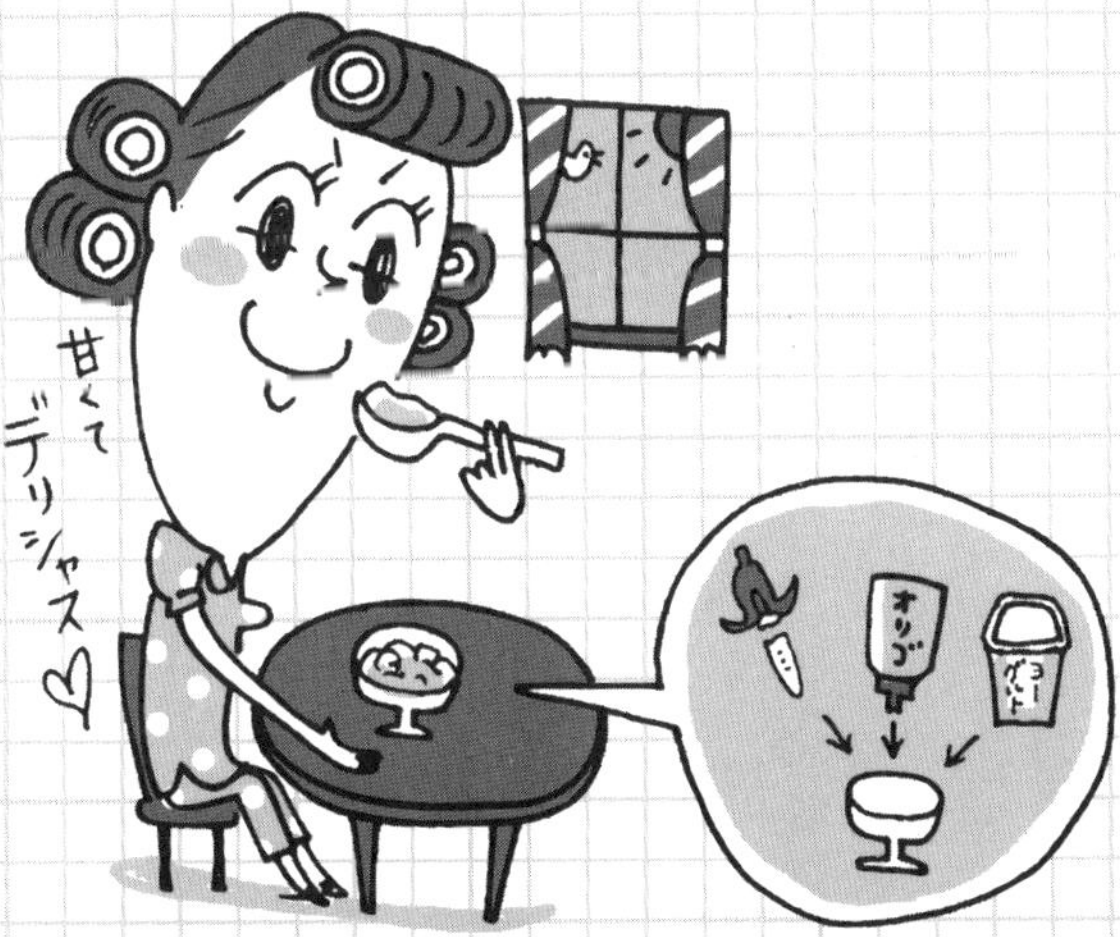

3日間、1週間でお腹の大掃除

ぽっこりお腹から美腹へ集中リセット

ぽっこりお腹には、便の毒素やガスなど、老廃物がぎっしりたまっています。このたまりにたまった老廃物が、〝忌まわしい〟ぽっこりお腹が解消しない最大の要因です。**老廃物を集中的に出してしまうことで、腸が働かない停滞腸や、その停滞腸が起こす便秘も改善して、ぽっこりお腹も改善**に向かうでしょう。

そのために私が考案したのが3日間と1週間の、2つのお腹リセットプログラムです。便秘がひどくてぽっこりお腹の人は1週間プログラムを、便秘はさほどひどくないけどぽっこりお腹の人は3日間プログラムを、それぞれの期間だけ集中してやりましょう。

2つのプログラムには、腸のためのファスティングジュースやファスティングヨーグルトだけで過ごす、**1日だけプチ断食**が含まれます。この1日で最低限の栄養をとりながら、**固形物を一切とらず、水分補給をすることで、暴飲暴食で荒れた消化器がきれいに**なります。

また、1日で疲れた胃腸を完全に休ませることもできるのです。休めた結果、胃が小さくなり、以前よりは少量で満腹感も得やすくなるでしょう。

プチ断食で腸をゆっくり休めてからは、低カロリーで満腹感のある食物繊維が豊富な食品を心がけながら、食べ過ぎない程度に普通食をとっていけば、老廃物が一掃されて美腹にリセットされていくでしょう。

腸のリセットは一定期間に集中して続けることが大切なので、どちらのプログラムも決まった期間は休まず続けましょう。

3日間、1週間やったら、いったんは終了してください。あとは腸の働きが鈍って便秘が気になるとき、食べ過ぎや運動不足が続いたときなどに再び行ってください。

1クールのトライでも、お腹はかなりひっこむはず。期間を置いて繰り返すうちに、何かの拍子にお腹が出て困ることもなくなっていくでしょう。

便秘がちでぽっこりお腹の人

お腹リセット1週間プログラム

最初の1日はバナナと豆乳をミキサーにかけて作る特製のファスティングジュースを飲むプチ断食なので、**週末にスタートすることをおすすめ**。1日目に、空腹に耐えられない場合は、**糖分の少ない市販のゼリー**で乗り切ってください。

2日目以降からは朝はファスティングジュース、昼はおにぎり2個、夜は炭水化物のとり過ぎに気をつけた食物繊維たっぷりの食事をとってください。どうしても昼食がおにぎり2個で足りない場合は、オリーブオイルをかけた生野菜のサラダを加えてもいいでしょう。また、この**1週間はミネラルウォーターや白湯《さゆ》などで、水分をたっぷりとって**ください。

1週間のうちに便通のリズムが戻り、集中プログラムを始める前にはお腹をつまめた人も、日ごとにつまみにくくなっていくのが実感できます！

	朝	昼	夜
プチ断食 1日目	ファスティングジュース	ファスティングジュース	ファスティングジュース
2日目	ファスティングジュース	おにぎり2個 （生野菜サラダをプラスしてもOK）	食物繊維たっぷりの食事
3日目	ファスティングジュース	おにぎり2個 （生野菜サラダをプラスしてもOK）	食物繊維たっぷりの食事
4日目	ファスティングジュース	おにぎり2個 （生野菜サラダをプラスしてもOK）	食物繊維たっぷりの食事
5日目	ファスティングジュース	おにぎり2個 （生野菜サラダをプラスしてもOK）	食物繊維たっぷりの食事
6日目	ファスティングジュース	おにぎり2個 （生野菜サラダをプラスしてもOK）	食物繊維たっぷりの食事
7日目	ファスティングジュース	おにぎり2個 （生野菜サラダをプラスしてもOK）	食物繊維たっぷりの食事

プチ断食&朝食はファスティングジュース

ファスティング（fasting）は断食や絶食という意味。バナナと豆乳のファスティングジュースは満腹感が得られ、その後の腹もちが非常によいので、断食の1日目が思ったほどつらくないかもしれません。

また**バナナと豆乳には腸をきれい**にし、代謝をよくする効果が多彩です。バナナには**腸内の善玉菌を増やすオリゴ糖**、便を柔らかくする**食物繊維のペクチン**、余分な**水分や塩分を排出するカリウム**などで老廃物を出す働きが。バナナをミキサーにかけることでそうした成分の吸収がさらによくなります。豆乳にもオリゴ糖が含まれ、代謝をよくするビタミンB群、腸の粘膜を守るマグネシウムが含まれ、豆乳も腸が働く力になります。

こうした**バナナと豆乳の相乗効果で、腸の栄養になりながらも、一方で腸から老廃物を追い出してて**くれるでしょう。

ファスティングジュース

材料

バナナ……………………………½本
豆乳……………………………200mℓ
（無調整豆乳、調整豆乳どちらでも）

作り方

①バナナの皮をむき、ドロドロになるまでミキサーにかける。

②大きめのカップに豆乳を入れ、ミキサーにかけたバナナを混ぜる。

③②をよくかき混ぜてから飲む。

POINT
ミキサーがない場合や、かける時間がないときはバナナを細かくつぶして豆乳と混ぜてもＯＫ。味に変化をつけたいときは大さじ１杯程度のオリゴ糖を加えて甘くしても。

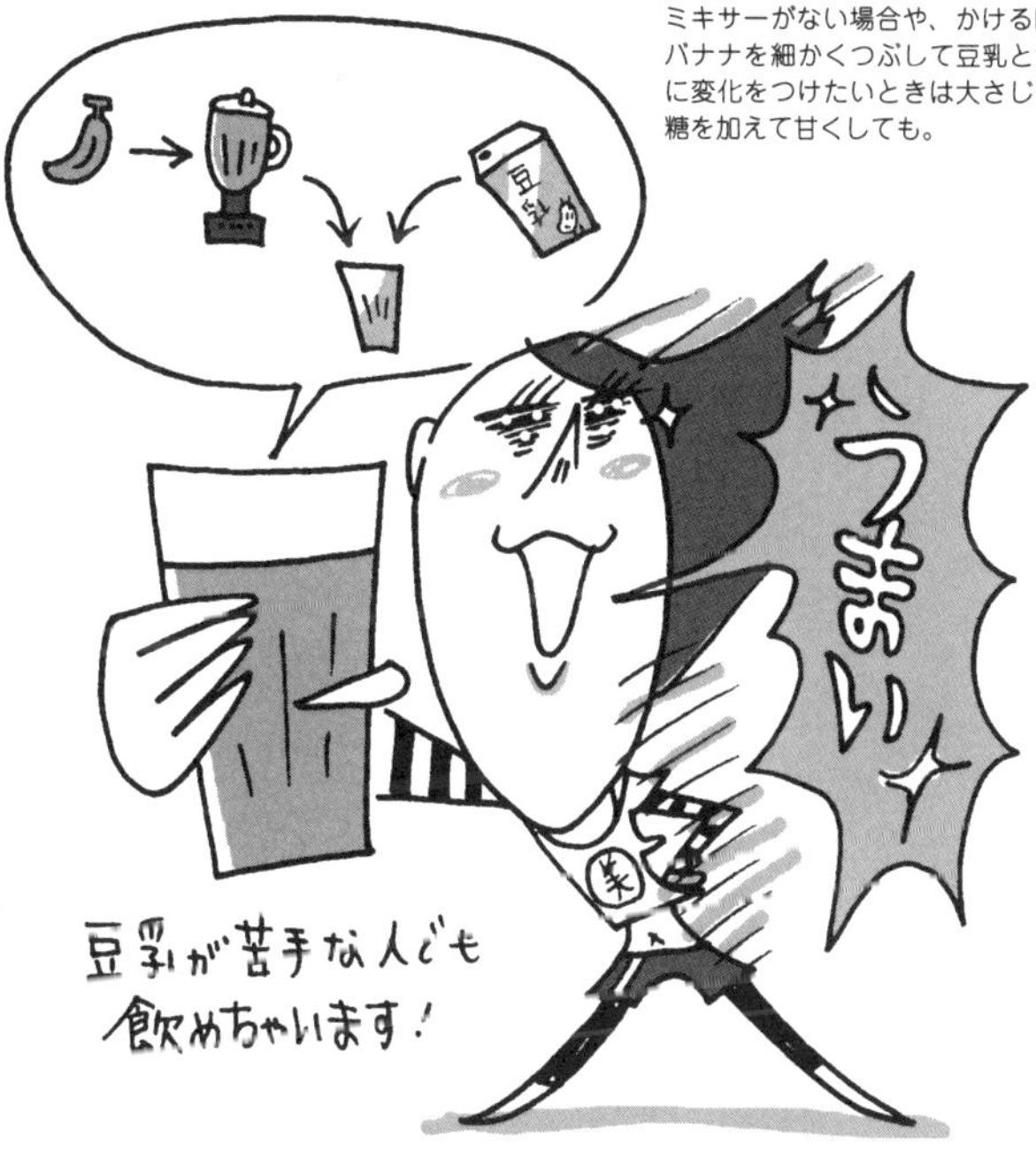
豆乳
うまい
豆乳が苦手な人でも
飲めちゃいます！

昼食はおにぎりで満腹感

2日目の昼からは、お茶わん1杯分のご飯で、のりを巻いた2個のおにぎりを作って食べます。

いつものおにぎりより小さめで、軽く握りましょう。食物繊維が豊富な玄米ご飯でおにぎりを作ってもいいでしょう。コンビニのおにぎりを利用する場合は大きいので、1個ですませます。

おにぎりに入れる具は、飽きないように変化をつけてください。シャケや梅干やたらこなど、一般的な具材なら何でもかまいません。ただ、マヨネーズなどで具に味つけをするとカロリーが高くなり、おにぎりを小さめにしてカロリーを抑えたことが台無しになるので、それだけは避けましょう。

また、この昼食のおにぎりに期待したいのは夕食までの腹もち効果なので、できるだけご飯をよくかんでゆっくり食べるようにして、満腹感を高めるのもポイントです。

夕食は食物繊維たっぷりの食事

2日目の夜からは、食物繊維たっぷりの食事をとります。夕食に食物繊維をたっぷりとることで、翌朝の便通に効果を発揮するうえに、腸の正常な動きを取り戻すことができるでしょう。

また食物繊維が豊富な食品には、低カロリーなわりに満腹感が高いものが多いので、どんなダイエットにも活用したいところです。1週間プログラムの朝食のファスティングジュースのバナナと豆乳も食物繊維がたっぷりとれるレシピです。

食物繊維のとり方のコツについては74ページに、またどんな食品に食物繊維が豊富かは、76～77ページのファイバーインデックスを参考にしてください。

メニューは、停滞腸に有効なオリーブオイルをたっぷり使ったイタリア料理や、煮物や汁物の和食を取り入れましょう。夕食の時間帯を早めにして遅くに食べないこと、腹五～八分目でやめておくことも心がけます。

美腹を作る
食物繊維のとり方のコツ

食物繊維は腸管を活発に動かして消化、排便を促す食品中に含まれる物質で、たっぷりとると排便機能が高まり、老廃物を出して美腹を作りやすくします。

また、食べ物が腸内に長くとどまるのを防ぎ、体外に速やかに排出してくれる働きもあるので、食物繊維はデトックス食材としても評価が高いのです。

美腹を作るためには、食物繊維のとり方のコツがあります。それは**水溶性食物繊維と不溶性食物繊維の割合を1対2**くらいでとること。便が柔らかくなって排便機能が高まるでしょう。

水溶性食物繊維が多い食材は**「昆布、わかめ、もずく、ひじきなどの海藻類、しいたけやぶなしめじなどのきのこ類、バナナ、りんご、いちごなどの果物」**です。水溶性食物繊維の多い食品の摂取を心がけると、便のかさが増えて便通がよくなります。また水溶性の食物繊維は腸内の悪玉菌が発生する活性酸素を吸着して、すばやく便として出してくれます。

不溶性食物繊維が多い食材は**「ごぼう、さつまいも、かぼちゃ、たけのこ、オクラ、玄米、豆類」**。不溶性の食物繊維は水分を吸収してふくらみ、腸壁を刺激して排便を促進、有害物質の排出に活躍します。ただ、腸のぜん動運動が低下して便秘がちのときに不溶性食物繊維をとり過ぎると、未消化な状態を作ってしまい、便秘をさらに悪化させてしまうので気をつけましょう。

また**美腹に必要な食物繊維の摂取量はどれくらい必要**なのでしょう。

厚生労働省によると成人1人あたりの食物繊維の摂取量が20〜25gで、これに対し日本の肥満研究で最も権威のある学会の日本肥満学会が出している「肥満・肥満症の指導マニュアル」では、肥満の人に対して1日あたりの食物繊維の摂取量を30gとしています。

これらを目安にすると、ぽっこりお腹の人は日頃から**1日に25〜30g**くらいの食物繊維をとるべきで、集中プログラムの期間中もその量を守るようにしてください。

	食品名	F・I値
野菜	青じそ	5
	大根／モロヘイヤ みょうが	6
	かぶ／春菊 ほうれんそう／ゴーヤ	7
	ブロッコリー	8
	たけのこ 芽キャベツ カリフラワー	9
	なす／ピーマン セロリ	10
	白菜／ズッキーニ レタス／ごぼう	11
	にんにくの芽／ グリーンアスパラガス	12
	きゅうり／キャベツ 切り干し大根 ねぎ	13
	にんじん／しょうが	14
	かぼちゃ	18
	トマト	19
	パプリカ	21
	玉ねぎ	23
野菜	大豆	24
	コリアンダー さといも	25
	れんこん	33
	さつまいも	57
	じゃがいも	58
	ながいも	65
穀物・麺類	ライ麦パン	47
	そば	66
	パスタ	99
	食パン／中華そば	115
	玄米	118
	うどん	131
	そうめん	141
	もち	294
	白米	560

食物繊維の量がひと目でわかるファイバーインデックス(F･I)

ファイバーインデックスのF･I値は、食品100gあたりのカロリーに対する食物繊維の比率。そのため数値が高いほど100gあたりのカロリーに対する食物繊維の含有量が少なく、数値が低いほど低カロリーで食物繊維の含有量が多い食品ということになります。ここでは、果物、きのこ類、海藻類、大豆製品、野菜、穀物･麺類別に食物繊維の含有量が高い順に並べました。

	食品名	F･I値
果物	キウイ	21
	いちご	24
	もも	31
	パイナップル	34
	アボカド	35
	りんご	36
	なし	48
	オレンジ	49
	グレープフルーツ	63
	メロン	84
	みかん	113
	ぶどう	118
	すいか	123
きのこ類	きくらげ	3
	しめじ／しいたけ	5
	マッシュルーム えのきだけ エリンギ	6
海藻類	寒天	2
	ところてん もずく／ひじき	3
	おぼろこんぶ わかめ	4
	のり／こんぶ	5
大豆製品ほか	こんにゃく しらたき	2
	さやいんげん	11
	小豆	12
	枝豆	29
	納豆	30
	そら豆	37
	ゆば	155
	豆腐	100
	厚揚げ	214
	豆乳	230

便秘はひどくないけどぽっこりお腹の人

お腹リセット3日間プログラム

便秘はさほどではなくて、ガスがお腹にたまりやすく、いつもお腹がはっている、そんなぽっこりお腹の解消には3日間の集中プログラムを。

皮下脂肪がつきやすくなったお腹や、朝食を食べないなど不規則な食生活が原因でぽっこりお腹になった人など、**手軽にお腹をリセットしたい人**におすすめです。

最初の1日は、バナナとオリゴ糖をプレーンヨーグルトに混ぜたファスティングヨーグルトだけを食べるプチ断食なので、週末からスタートするといいでしょう。2日目と3日目は、1週間プログラムと同じように昼はおにぎり2個、夜は食物繊維が豊富な食事をとります。

体重が少ないのにお腹だけぽっこり出ている人は、この3日間プログラムをやればお腹のはりがかなり取れて、ガスがたまらなくなり、1クールでぽっこりお腹が改善することも期待できます。

	朝	昼	夜
プチ断食 1日目	ファスティングヨーグルト	ファスティングヨーグルト	ファスティングヨーグルト
2日目	ファスティングヨーグルト	おにぎり2個（生野菜サラダをプラスしてもOK）	食物繊維たっぷりの食事
3日目	ファスティングヨーグルト	おにぎり2個（生野菜サラダをプラスしてもOK）	食物繊維たっぷりの食事

プチ断食&朝食はファスティングヨーグルト

お腹にガスがたまっているときには、腸内の善玉菌を増やすオリゴ糖が最適。バナナには食物繊維とともにオリゴ糖が豊富で、**老廃物を体外に排出する働き**があります。

バナナの成分には脳の中の快感ホルモンであるセロトニンを活性化させる働きも確認されています。その働きに食欲を抑制する効果が期待できるので、**バナナはそもそもダイエットに向く果物**なのです。

一方の**ヨーグルトは乳酸菌が腸内環境を整えます。**

また、もともと単品でも腹もちのいいバナナとヨーグルトを組み合わせるとさらに腹もちがよくなります。トーストにコーヒーなど軽めの朝食よりも、満腹感が得られるでしょう。

ファスティングヨーグルト

材料

バナナ……………………½本
プレーンヨーグルト……100mℓ
オリゴ糖…………………大さじ2〜3

作り方

①プレーンヨーグルトを器に入れる。

②①にバナナの輪切りを入れ、そこにシロップ状のオリゴ糖をたらして全体を軽くかき混ぜてから飲む。

POINT
熟す前のバナナがおすすめ。食べる直前にそのつど作りましょう。

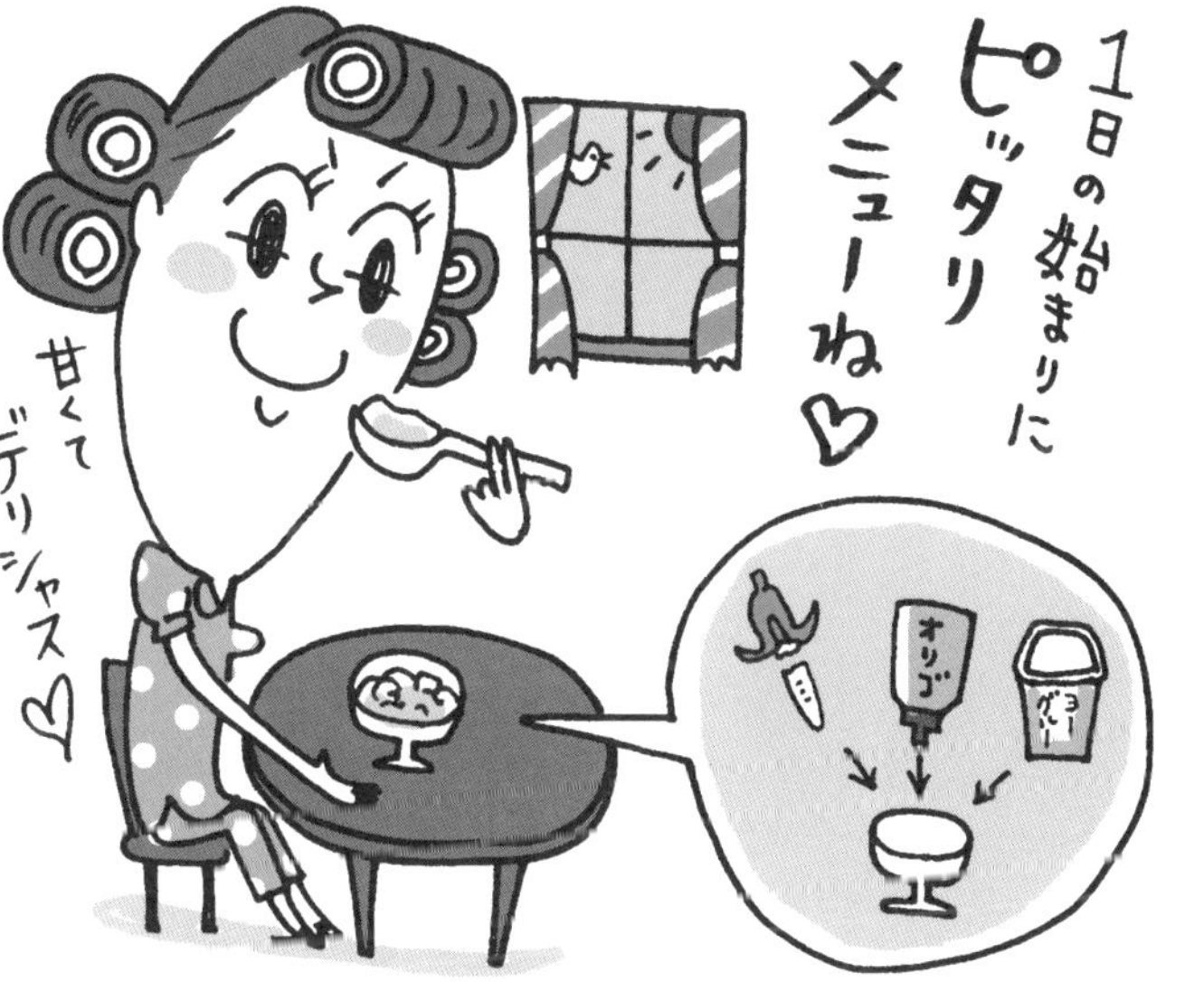
1日の始まりにピッタリメニューね♡
甘くてデリシャス♡
オリゴ
ヨーグルト

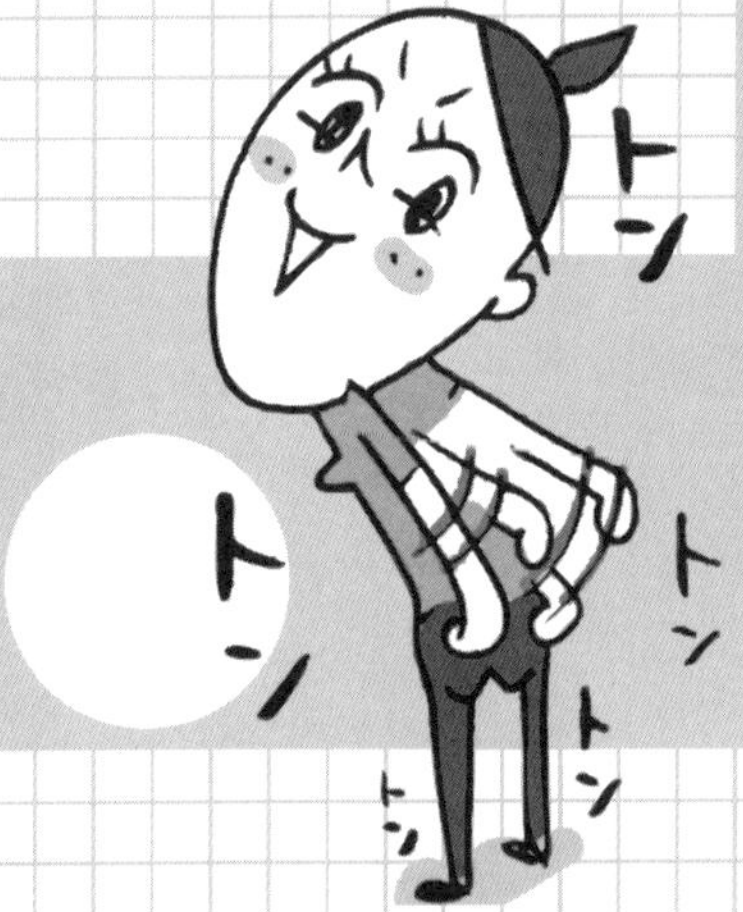
トン
トン
トン
トン
トン

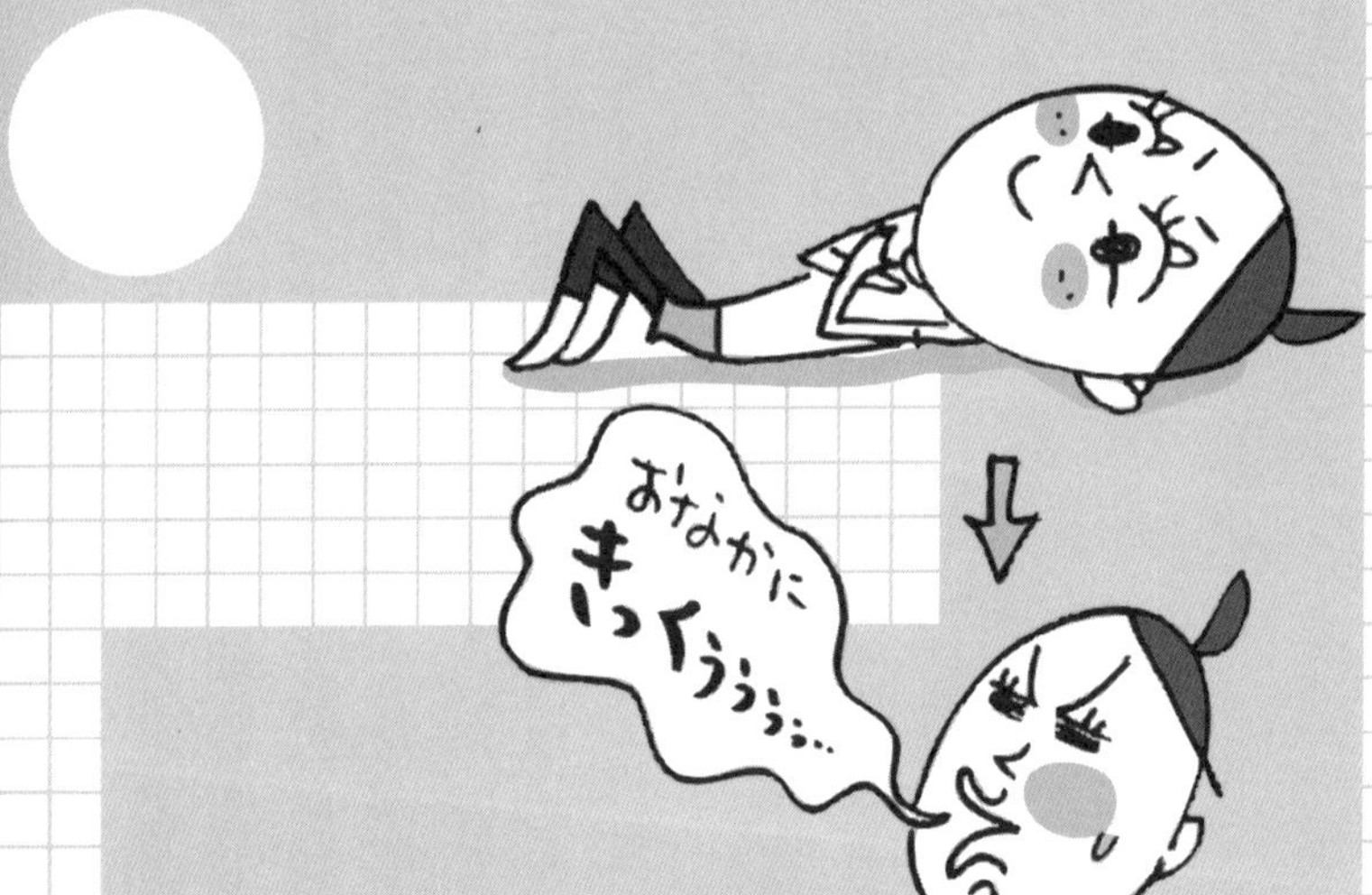
おなかにきっくううう…
30度くらい

美腹 STEP-3

集中プログラムでへこんだお腹を
毎日の腸プラス習慣でずっと美腹

実践！美腹メソッド

普段の生活で美腹を作り、キープする
食事・運動・マッサージなどのセルフケア。
腸にプラスに働くメソッドを積極的に取り入れましょう。
あなたのお腹、絶対変わります！

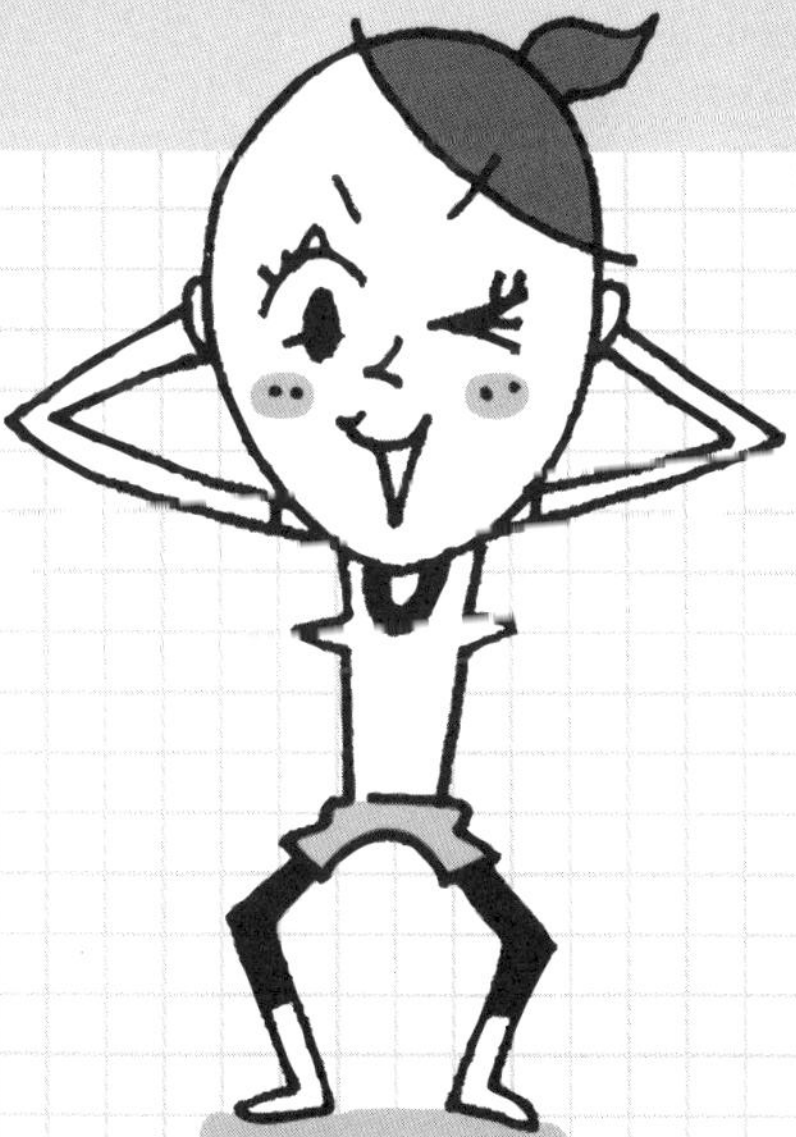

美腹効果は確実!

ぽっこりお腹解消メソッド

ぽっこりお腹の原因になる腸の働きの低下や、お腹に便とガスをためる停滞腸、さらにはお腹に脂肪をためる皮下脂肪や内臓脂肪について、理解していただけましたか? **原因を知っておくことは、ぽっこりお腹の最大の予防法**になります。

また3日間、1週間お腹リセットプログラムでお腹の大掃除にチャレンジした方も、せっかく手に入れた美腹を、これからの生活で台無しにしないでください。

ここからはふだんの生活で続けられる、**美腹を作り、美腹をキープするワンポイントメソッド**を紹介します。

その前に、腸にマイナスに働く生活習慣を見直すことも大切です。腸にマイナスになるものをチェックして、できるだけ減らしていきましょう。

減らしたい！
腸にマイナス生活習慣

- □朝食を抜くなど１日２食
- □ファーストフードが多い
- □炭水化物抜きのダイエットの繰り返し
- □肉食中心の食事
- □アルコールの飲み過ぎ
- □さつまいもやかぼちゃなど不溶性食物繊維のとり過ぎ
- □酸化した油を使っている
- □運動不足が続いている
- □いつも睡眠不足
- □猫背など姿勢が悪い
- □食べ物やエアコン等で体を冷やしている
- □悩みごとや不安が続くストレスフルな生活
- □下剤の乱用
- □便意の我慢

取り入れたい! 腸にプラス美腹生活習慣

- いつでも水溶性食物繊維の豊富な食事を心がける。
- オリーブオイル、オリゴ糖、寒天、乳酸菌、しょうが、バニラエッセンスなどの腸を養うスペシャル食材をドリンクなどで毎日とる。
- 1日に1500mℓくらいの水分の摂取。
- ウォーキングやふっ筋など腸を動かす運動をする。
- 深呼吸や半身浴などの入浴法、スローテンポの音楽を聴くなどで、第2の脳でもある腸に対するリラックス効果で交感神経の緊張を取る。
- お腹のマッサージなどで腸にやさしい刺激を与える。

上記のポイントを、ドリンクやスープなどの「美腹食」、腹筋やウォーキングなどの「美腹運動」、マッサージやツボ押しなどの「美腹セルフケア」、入浴法や音楽などの「美腹リラックス」として、いくつかのメソッドとして紹介します。

食事、運動、セルフケア、リラックスから1つずつを始めてみるのが理想ですが、**「私は食事でトライしたい！」「運動でお腹をひっこめたい！」のでしたら、どれか1つのジャンルから選んで始めるのもOK**です。

またタイプは意識しないで、自分と相性のいいものや、現在の便秘やガス腹の状況を考えて選んでもらってもかまいません。

ここで紹介するものは、実際に、私のクリニックで停滞腸や常習性便秘の患者さんにもすすめているものが多く、ほとんどが臨床的に有用なことも確認しています。ひっこまないとあきらめていたお腹でも、1つでも始めれば必ず変わるでしょう。年々、**しのび寄る下半身太り対策**にも役立ちます。

今日から、腸にプラスの美腹習慣をスタートさせてください。

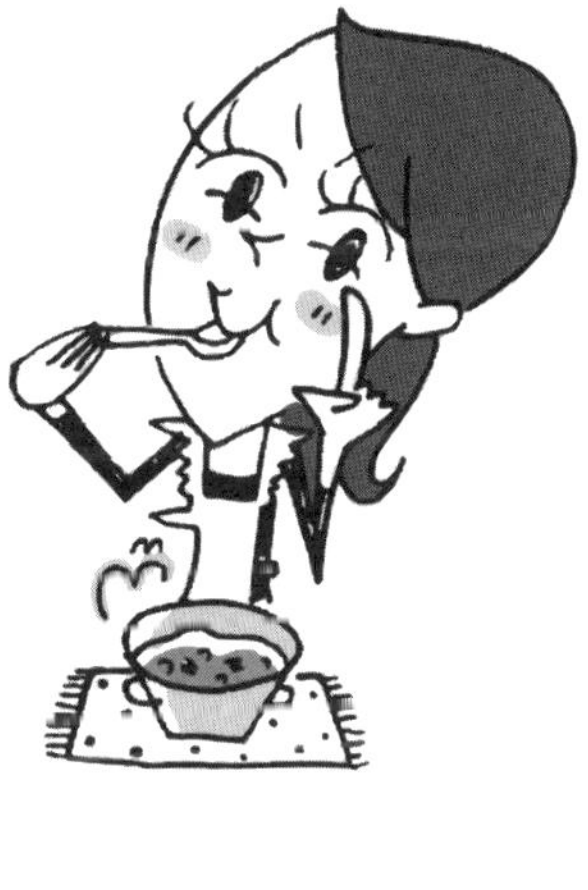

―便秘・ガス腹タイプ―

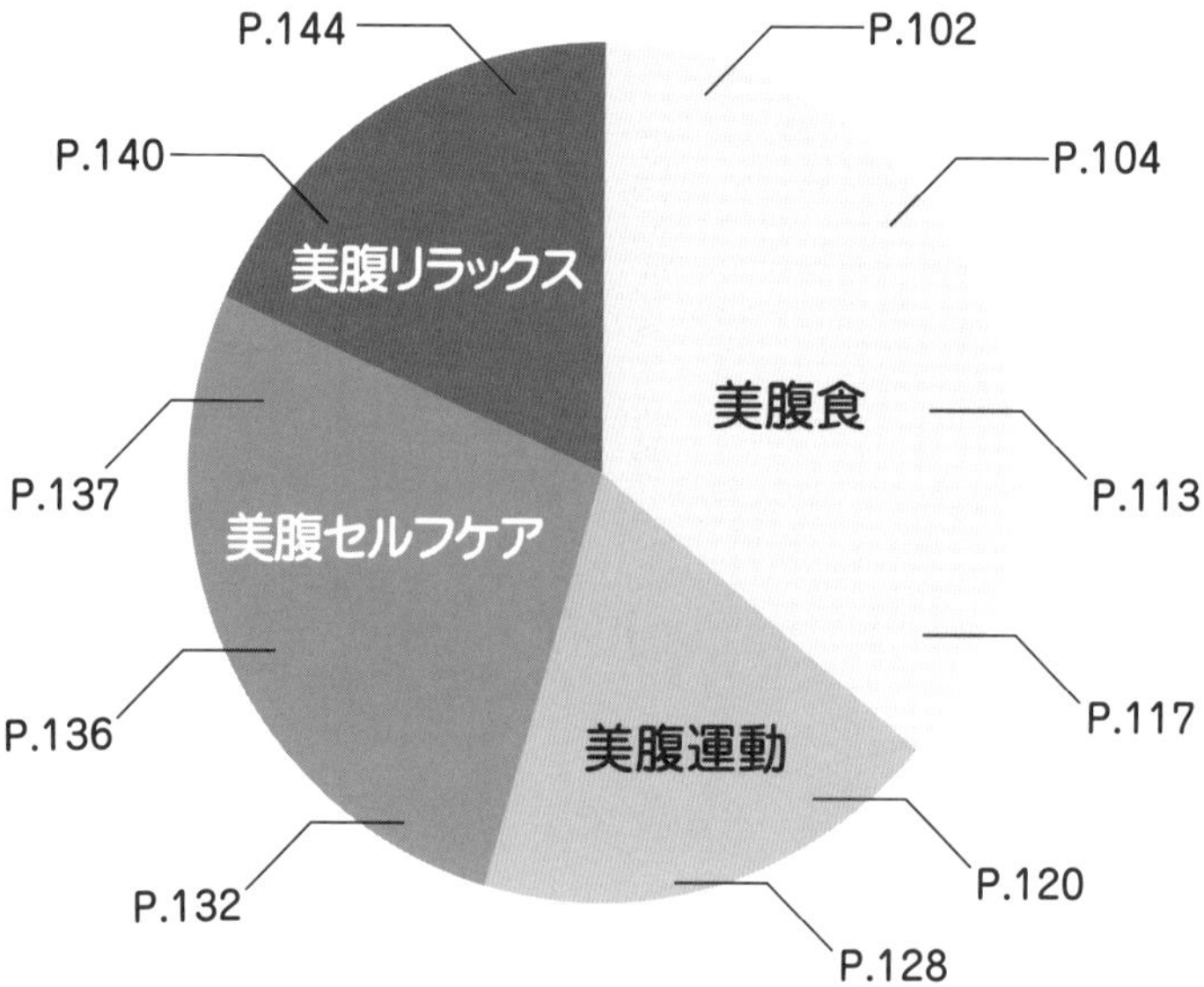

便秘・ガス腹タイプは腸をしっかり動かして、便秘を解消しながらお腹のはりを取るのがポイント。どのバージョンもおすすめですが、できれば、食後に下腹がはる人は食事のバージョンからは必ず１つを実行しましょう。便秘薬に頼っている人はお腹のマッサージを習慣にしてください。

―停滞腸を伴う皮下脂肪タイプ―

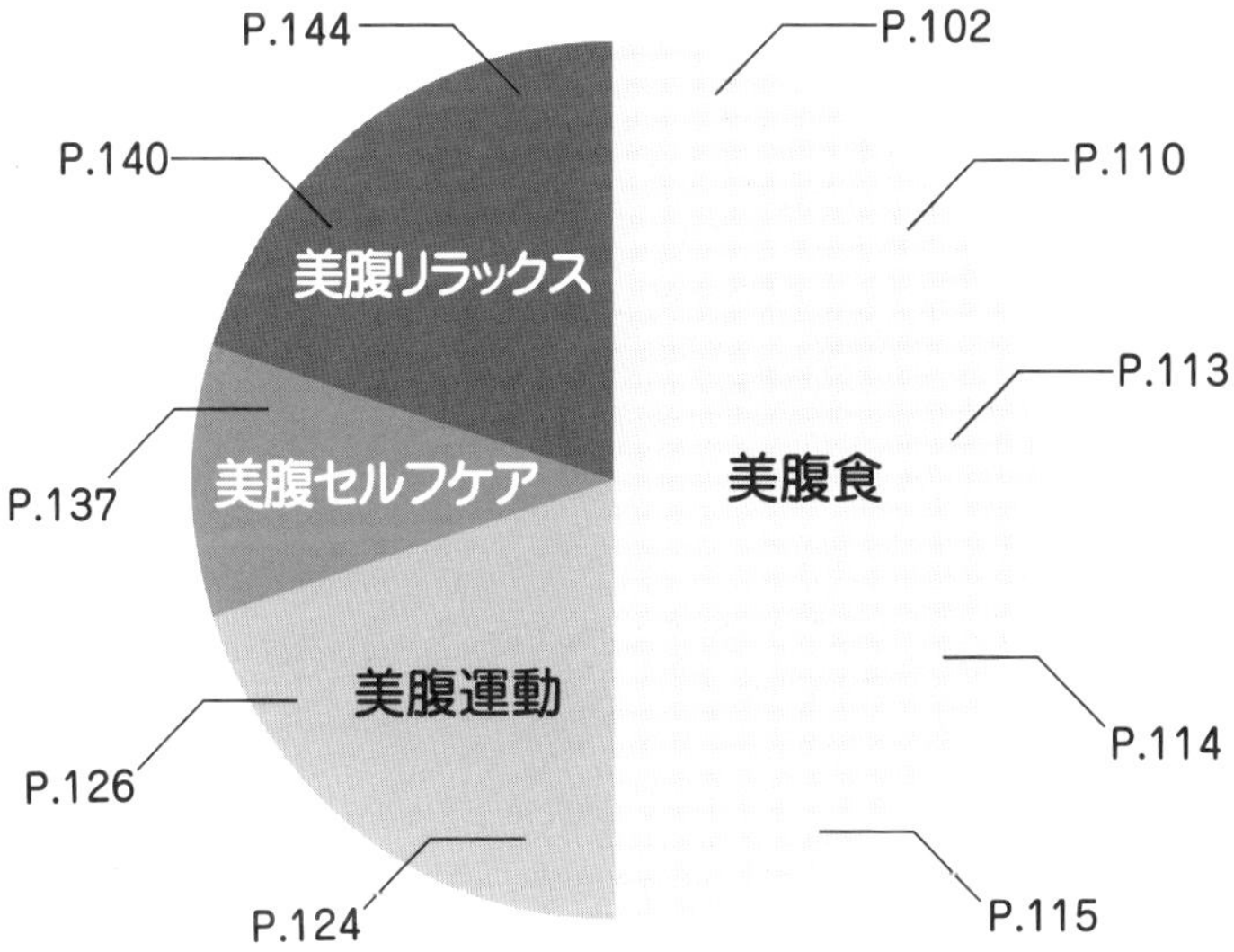

皮下脂肪タイプは食事や運動に加え、皮下脂肪をつきにくくするために体を冷やさないことやストレスをためないのがポイント。マッサージやリラックス法を取り入れるといいでしょう。停滞腸を伴う皮下脂肪タイプであれば有用です。

—停滞腸を伴う内臓脂肪タイプ—

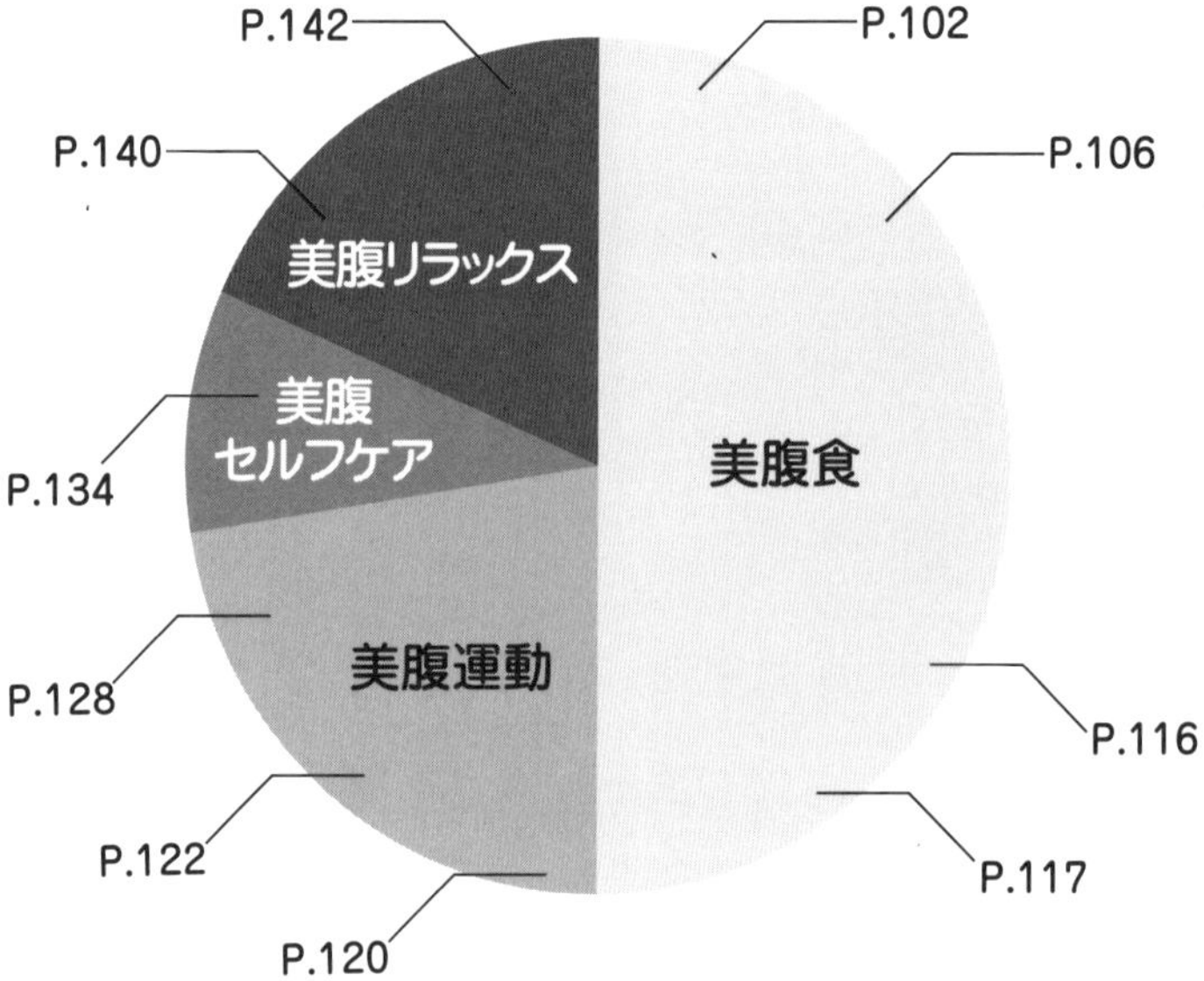

ふだんの食生活で食べ過ぎに気をつけながら、体を動かす習慣を。内臓脂肪は皮下脂肪に比べて代謝が盛んなので、内臓脂肪タイプはとくに運動で基礎代謝を上げることを意識しましょう。たとえばふっ筋は基礎代謝を上げ、筋肉が締まって内臓をしっかり支えるので、お腹の脂肪を減らすのに最適です。停滞腸を伴う内臓脂肪タイプであれば有用です。

Foods

美腹食

とっても簡単なレシピをご紹介。
おいしいドリンク、スープ、おやつなど、
毎日の食事に取り入れましょう。

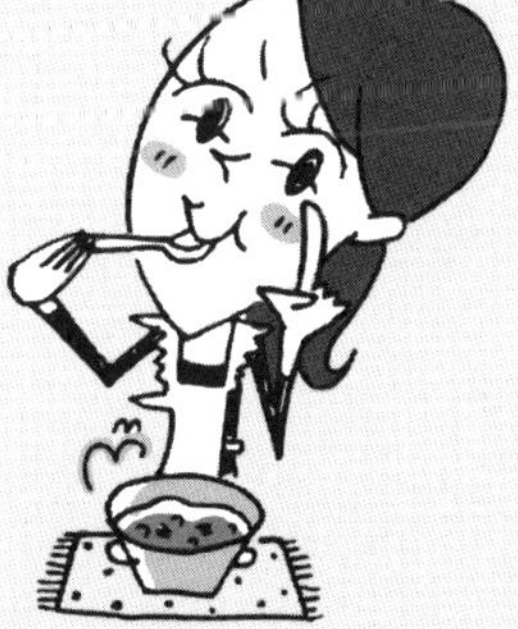

美腹8食材

（ぽっこりお腹を美腹へ導く8つの食材です。ぜひ覚えておいて、食生活に活用しましょう。）

❶オリゴ糖

胃で消化されずに直接腸に届くオリゴ糖。オリゴ糖が腸内に届くと、腸の善玉菌のビフィズス菌のエサになり、腸内に善玉菌を増やして腸内の環境をよくします。また常習性の便秘や、においのきついオナラの改善にもオリゴ糖が大活躍。

甘いのにカロリーは砂糖の半分で、おまけに食欲を抑える効果も期待できるので、ダイエットには最適の甘味料です。

活用法

シロップ状や粉状のオリゴ糖を、1日5g程度を目安にドリンクや料理にフル活用してください。ただ、便秘体質ではない人が急にオリゴ糖をとると下痢をする可能性があるので、お腹の様子を見ながら量を加減しましょう。

❷オリーブオイル

油は便のすべりをよくしますが、なかでも最も排便に活躍する油がオリーブオイル。オリーブオイルのオレイン酸が小腸の運動を刺激し腸を動かし、便のすべりをよくして**スムーズな排便**を促します。

またオリーブオイルの悪玉コレステロール値を下げる働き、血管に害を及ぼす過酸化脂質の生成を抑制する働き、コレステロール値を正常に戻す働きが、トータルで**高脂血症を予防**してくれます。ただし、よいからといってとり過ぎると今度は肥満になる可能性があるので、バランスが大切です。オリーブオイルをとったときは、他の食材の摂取カロリーを減らしましょう。

活用法

腸内リセットにはオリーブオイルのなかでも、ポリフェノールを含むエクストラバージンオイルがとくにおすすめです。パスタやパンにかけたり、また肉料理、魚料理、サラダに使うなど、毎日の料理に1日に15～30㎖(大さじ1～3杯)くらいを目安にとってください。

❸寒天

天草が原料の寒天は100g中に75gと、あらゆる食品のなかでも食物繊維の含有量が最も高い食品の1つ。豊富な食物繊維を含む寒天をとると、食物繊維が体内で**脂肪やコレステロールなどをからめとって最終的には便となって体外に排出**されます。

寒天は少量でも胃の中で水分を吸収してふくらむので、食事の前にとるとかなりの満腹感が得られます。また寒天にもオリゴ糖が含まれているので、便を柔らかくする効果も発揮されるでしょう。

優先順位としてまず、まずはお腹からやせたいダイエットに、寒天はぜひ活用してほしい食材です。

活用法

寒天は水に混ぜて使える粉寒天と、煮溶かして使う棒寒天がありますが、手軽さに加え、より解毒力に優れている粉寒天がおすすめです。コーヒーなど温かい飲み物に粉寒天を溶かして飲んだり、粉寒天でフルーツゼリーを作るなど、1日に2～3gを目安に粉寒天を活用してください。

❹ミネラルウォーター

マグネシウムやカリウムが豊富なミネラルウォーターをたっぷりとると、新陳代謝が活発になります。また**腸から水分を引き出すので硬い便が改善され、柔らかく出やすい便を作って**くれます。

同じぽっこりお腹でもミネラルウォーターを飲む習慣がない人より、毎日たっぷりミネラルウォーターを飲んでいる人のほうが改善しやすいでしょう。

朝目覚めてすぐにコップ1杯の水を飲むのはおすすめ。空っぽの胃が刺激されて、大腸に排便を促す信号が送られ、腸が反射を起こして便意を感じやすくしてくれます。

活用法

市販の硬水のミネラルウォーターで、できるだけマグネシウムやカリウムを多く含むものを1日に1.5〜2ℓほどを目安に飲みましょう。一度に大量にとるとむくみの原因になるので、何度かに分けて飲むようにします。体が冷えてお腹に皮下脂肪がつきやすい人は、常温のミネラルウォーターがいいでしょう。

❺しょうが

体を温め、体内の余分な水分を取り除く作用に優れています。さらに、**腸管の働きをよくして食べ物の消化を高めてガスを排出**させる作用にも優れているので、冷えて停滞腸になってお腹がぽっこり出ている人には日頃から心がけてとってほしい食材です。

❻バニラエッセンス

バニラの香りには悩の**満腹中枢を刺激する働き**があり、食前に香りをかぐと食欲を抑制する働きが。また、精神安定作用もあり、ストレスを緩和して腸の働きを整えます。ストレスで甘いものに走る人ほどバニラエッセンスでリラックスを。

活用法

炒め物、スープ、肉料理、薬味に活用し、紅茶などに混ぜて飲み物にも。しょうがには胃を刺激する作用があるので、とり過ぎには注意しましょう。

活用法

バニラエッセンスを、紅茶やコーヒーなどのティータイムのドリンクに使うと、一緒に使う砂糖や甘味料の使用量を減らすことができます。天然のバニラ香料は高価なので、手軽な合成のバニラ香料を活用してください。

❼ シナモン

シナモンの主成分ケイヒアルデヒドには、便の水分量を増やして出しやすくしたり、**余分な水分を体外に排出する働き**が。また血中のコレステロール、中性脂肪を下げる作用もあるので、とくにメタボ腹の人にとってほしいエッセンスです。

❽ 乳酸菌

チーズやヨーグルトに多く含まれている動物性乳酸菌と、しば漬け、キムチ、味噌、ザーサイなどに多く含まれる植物性乳酸菌にはどちらも整腸作用があります。これらの乳酸菌を豊富に含む食材は**腸内環境の悪化を防ぎ、腸の健康維持**に役立ちます。

活用法

1日に小さじ½杯を目安に、アップルパイなどお菓子の材料として、またはカプチーノや紅茶などの飲み物にシナモンを使いましょう。ガスがたまって、腹部に膨満感があるときにはシナモン入りのドリンクが効きます。

活用法

ヨーグルトは胃酸の働きが弱まる食後にとるのが効果的。チーズはプロセスチーズよりもナチュラルチーズのほうが、より腸内に善玉菌を増やします。しば漬けやキムチは食物繊維と乳酸菌が一度にとれるので、おかずに取り入れて腸を元気に。

美腹食事スタイル

お腹が太りにくい食事として、私が推奨したいのはおなじみの和食と、イタリア料理などの地中海料理。どちらも食物繊維が豊富で、調理法や調味料にもお腹やせに役立つ特徴が満載です。

「和食」のお腹やせパワー

和食は腸内をリセットし、お腹やせのパワーを秘めている食事スタイル。

和食はおかずの約半分が野菜なので食物繊維がしっかりとれ、タンパク源も大豆や魚が中心で、肉類や乳製品など脂肪の多い食品が少ないために腸にやさしく、腸の働きが阻害されにくいのが特徴です。

和食の場合、**腸内環境に働きかける日本特有の発酵食品も見逃せません**。たとえば、漬物、納豆、わかめなどの海藻類の味噌汁などの発酵食品は、乳酸菌と食物繊維が同時に摂取でき、腸内細菌のバランスを整えるため、お腹太りの予防には理想的なメニューといえるでしょう。

また和食は、**煮る、焼く、蒸す、ゆでるといった調理方法で油のカロリーが抑えられる**のです。さらに煮物や鍋物だと、食物繊維の豊富な野菜を効率的にとることもできるのです。

これからは、いつもの和食を、腸のぜん動運動の低下や体内での**解毒・排泄機能の低下が起きにくいなど、お腹太りになりにくい食事として見直し**ましょう。

ところで、和食に豊富な食物繊維を豊富に摂取することで、環境で発生する化学物質で、生物のホルモン分泌を狂わせるダイオキシンをある程度排出できることも、ラットを使った動物実験でわかっています。

食物繊維が不足する食生活では、便秘になって体の中に老廃物がたまるだけではなく、化学物質までたまる可能性が高くなりそうです。

お腹やせは「地中海料理」で決まり

地中海料理は、イタリア料理やスペイン料理に代表されるイタリア、スペイン、ギリシャなど地中海沿岸地域に特徴的な料理の総称で、食物繊維が多く、バリエーションに富んだ食材使いが特徴です。

野菜、果物、豆類、穀類で食物繊維がふんだんにとれ、沿岸で捕れる魚介類、オリーブオイルやワインビネガーの調味料が使われます。

このように、食物繊維の多い食品や、青魚や貝類などの魚介類をふんだんに使い、ベースに排便機能を高める油のオリーブオイルを使用する地中海料理を心がけて食べると、**安定した便通効果が得られ腸内の老廃物がきれいに排出**されていくでしょう。

食物繊維は消化吸収に時間がかかるので満腹感が持続し、独特の食欲抑制効果もあるのです。

オリーブオイルは、成分のオレイン酸が悪玉のコレステロール値を下げたり、血管をさびさせる過酸化脂質の生成を抑制する作用が認められ、体のためにもダイエットにも積極的にとりたい油です。

さらに地中海料理でおなじみのパスタも、原料の硬質セモリナが糖質の吸収をゆっくりとさせます。また、青魚に含まれるEPAなどがコレステロール値や中性脂肪の値を改善させます。**地中海料理はダイエット食としても理にかなった食事スタイル**だといえます。ちなみに、パスタは歯ごたえのあるアルデンテにゆでたほうがより糖質の吸収がゆっくりとなります。

私が自分でもよく作る簡単な地中海料理は、ゆでたペンネ（太くて短い管状のパスタ）に、油をきったツナ缶を加え、低脂肪マヨネーズとオリーブオイルを1対1で混ぜたものをからめたパスタ料理です。おいしさと満腹感もかなりのものです。また、これを食べた後の便通効果は抜群です。

美腹基本ドリンク

玉ねぎジュース

玉ねぎには、腸に善玉菌を増やし便通を促すオリゴ糖と食物繊維が豊富です。

そのほか辛み成分のシステインに脂質の合成を弱める働きなど余分な脂肪を減らす働きがあり、アリシンには脂肪の代謝をスムーズにする働きがあります。

色素成分のケルセチン、アミノ酸のグルタチオンには体内の有害物質や老廃物を排出する働きもあり、玉ねぎはお腹やせに働く成分の宝庫といえます。

ジュースにすることで、これらの有効成分を1日で2個分もとることができ、毎日続ければお腹の脂肪がかなり取れていくはず。食事をきちんととりながらお腹をへこませたい人はぜひこのジュースを。

教えて！ Dr.！

お腹やせのジュースに食事制限は必要?

お腹やせのジュースは腸の働きをよくして、体にたまった便や余分な水分などが排出されるので、暴飲暴食さえしなければとくに食事制限をする必要はありません。ドリンクだけでほかに何も食べない絶食は1、2日が効果的ですが、それ以上続けると便秘や停滞腸を促進して逆効果に。また、炭水化物を抜くダイエットは食物繊維の摂取量の低下も招くので、食事制限が裏目に出る可能性があります。

玉ねぎジュース

材料

新鮮な玉ねぎ……………中2個
水……………………………570mℓ

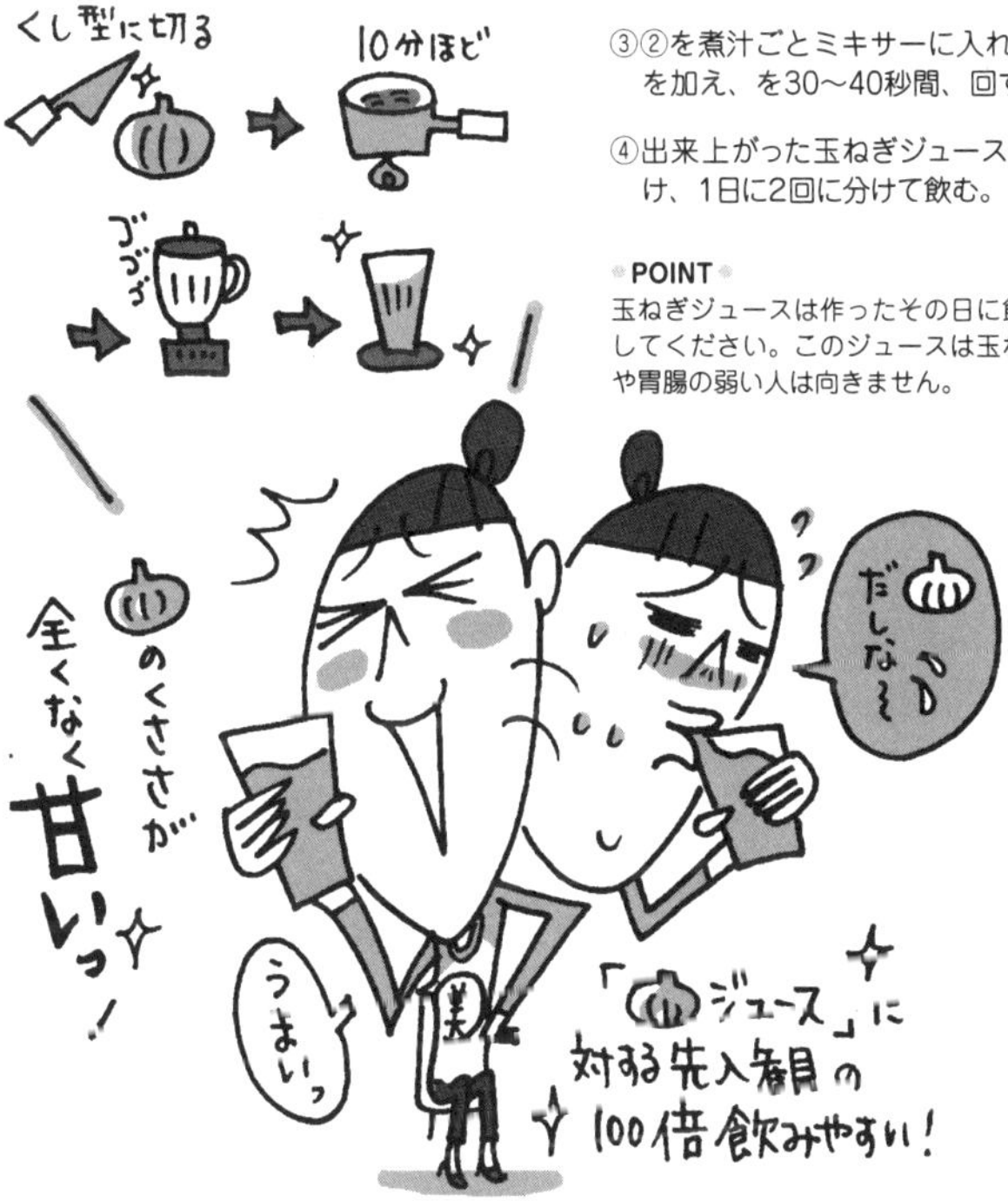

くし型に切る
10分ほど
ゴゴゴ
のくささが全くなく甘いっ！
だしな〜
うまいっ
「ジュース」に対する先入観の100倍飲みやすい！

作り方

①玉ねぎの皮をむいて、くし形に切る。

②鍋に120mℓの水と玉ねぎを入れて、中火で玉ねぎのにおいがなくなるまで10分ほど煮る。

③②を煮汁ごとミキサーに入れて、水450mℓを加え、を30〜40秒間、回す。

④出来上がった玉ねぎジュースを空腹時を避け、1日に2回に分けて飲む。

POINT
玉ねぎジュースは作ったその日に飲みきるようにしてください。このジュースは玉ねぎが嫌いな人や胃腸の弱い人は向きません。

毒出し効果と太りにくい体質に

デトックス〝ホット〟ドリンク

バニラエッセンスやオリゴ糖が入り、甘くてホットなデトックス〝ホット〟ジュース。名前のとおり、飲むと体にたまった余分な水分や熱、有害物質などの毒素が体外に排出され、新陳代謝をよくして停滞していた腸が動き出します。

ドリンクタイムにおいしく飲んでいるだけで、自然とぽっこりお腹もへこみ始めていくでしょう。

便秘はさほどなくてお腹やせが目的の人は食事の前に、また便秘解消や冷えの解消が目的の人は就寝前に飲んでください。

教えて！ Dr.！

夏場のデトックスドリンクもありますか?

真夏や、胃のもたれやムカつきがあるときは「デトックス〝アイス〟ドリンク」を。カップ2杯のお湯にミントティーのティーバッグを1つ入れてミントティーを作り、そこにホットと同量のしょうがとオリゴ糖を加えてから、大きめの容器に移します。さらに水500mℓを加えてマドラーで混ぜてから冷蔵庫で冷やして飲みます。残ったものは冷蔵庫に入れて、2日で飲みきるようにしましょう。

デトックス"ホット"ドリンク

材料

お湯……………………………250mℓ
粉末シナモン……………小さじ½
しょうが ……………… 1cm
（市販のチューブ状のもの）
オリゴ糖……………………小さじ1～2
バニラエッセンス……… 1～2滴

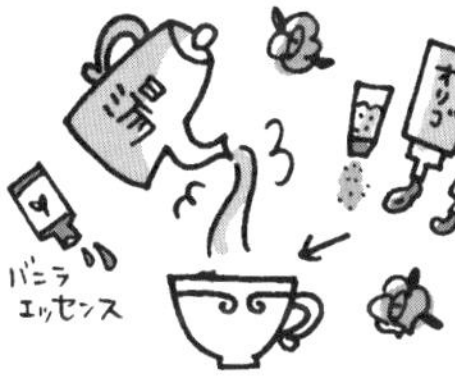
湯
オリゴ
バニラ
エッセンス

作り方

①カップにシナモン、しょうが、オリゴ糖を入れる。

②お湯を注ぎ、スプーンでよくかき混ぜる。

③バニラエッセンスをたらす。

④食前にカップ1杯を、1日に1、2回飲む。

POINT
香りに引かれてついやりがちですが、バニラエッセンスを入れ過ぎないこと。作り置きはしないで温かいうちに飲みます。

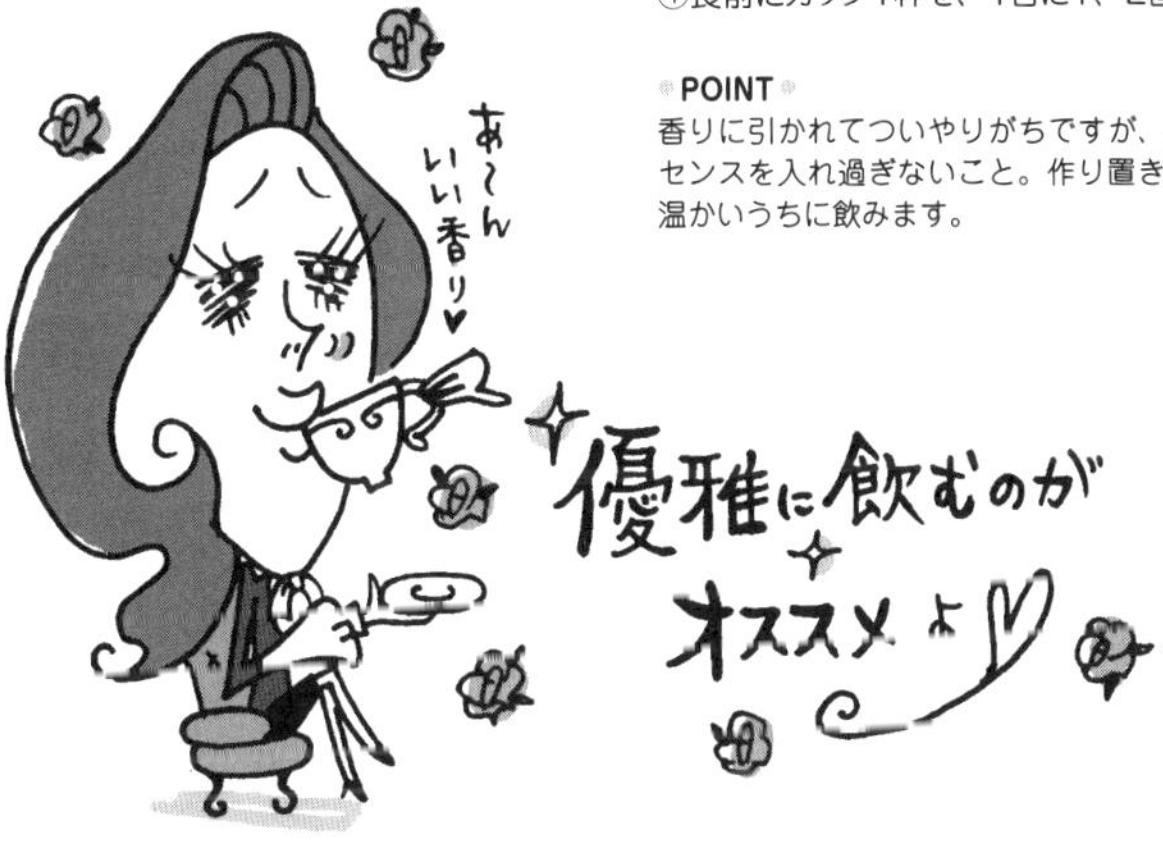
あ〜ん
いい香り♥
優雅に飲むのが
オススメよ♡

ファイバー野菜たっぷり
デトックスダイエットスープ

玉ねぎ、セロリ、にんじんの食物繊維が豊富な野菜スープです。便通をよくして老廃物やガスを出し、お腹のお掃除をしてくれます。

ベーコンは味にコクを出すためで、2枚程度ならカロリーも問題ないでしょう。少量の油は便通にも役立ちます。

満腹感もあるので、とくに夕飯をついお腹がいっぱいになるまで食べてしまい、食事が終わるとぽっこりお腹になっている人にはぜひおすすめ。

私のクリニックの患者さんで、このスープをほぼ毎晩、おかず代わりに食べて、便秘を解消し、1ヵ月で3kgのダイエットに成功した人がいます。

教えて！ Dr.！

デトックス効果の高い食材は?

体内の老廃物の7割が便から排泄されるので、まず、食物繊維が豊富で便のかさを増やす野菜や果物、魚介類や大豆製品がデトックス効果の高い食品です。

デトックススープ

材料

ベーコン……………………2枚
玉ねぎ………………………小½個
にんじん……………………小1本
セロリ………………………1本
固形スープの素…………½個
白ワイン……………………大さじ1
塩、こしょう………………各少々
水……………………………400mℓ

作り方

①ベーコンは1㎝幅に切る。玉ねぎとセロリは薄切り、にんじんは細切りにする。

②鍋に①と、水、固形スープの素、白ワインを入れて煮立てる。

③②を弱火で煮ながらアクを取り、5、6分煮て塩、こしょうで味をつける。

④器に③を盛り、夕食や朝食に。

POINT

週末などにまとめてデトックススープを作って冷凍しても。週に1、2回は飲む習慣を。

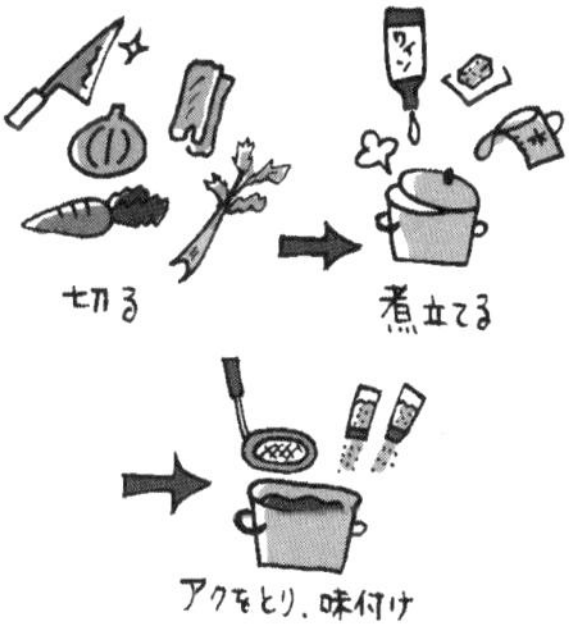

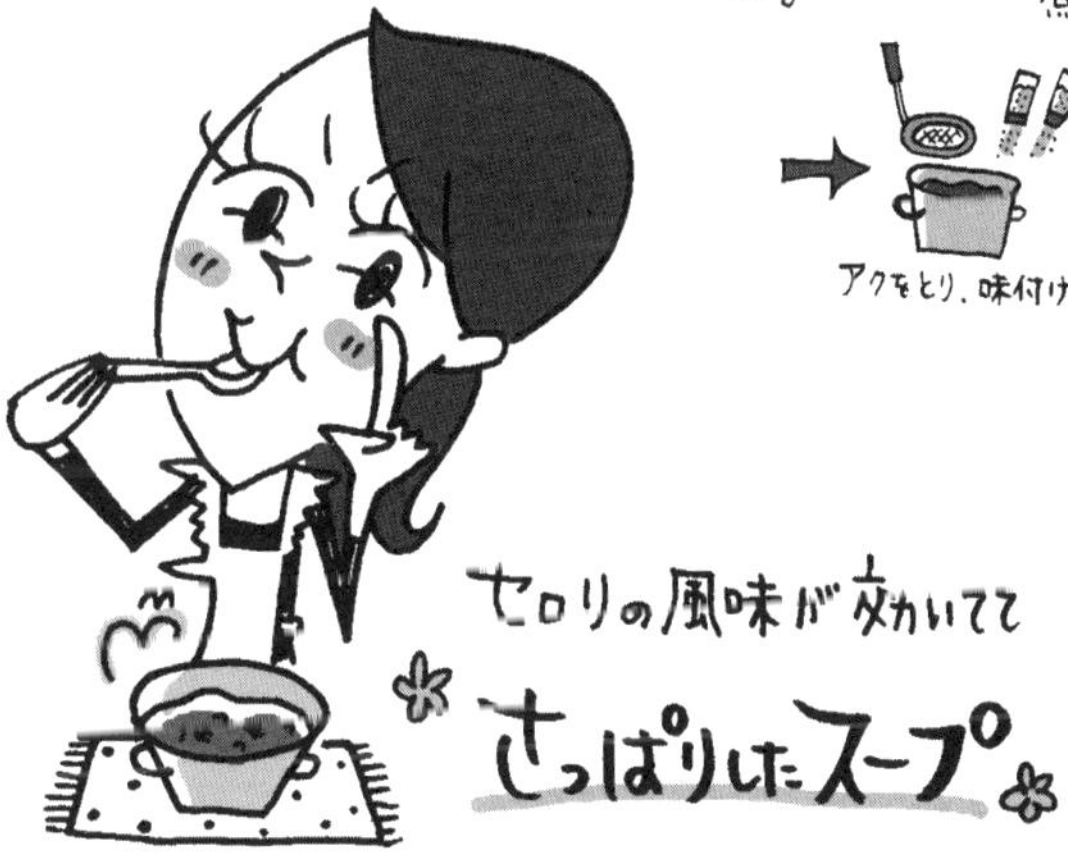
セロリの風味が効いてて
さっぱりしたスープ

動運動を促進し、便秘を解消する作用や、コレステロール、中性脂肪、有害物を排出するパワーに優れていて、乱れた腸内バランスを整えます。

玉ねぎ

玉ねぎは腸に善玉菌を増やし便通を促すオリゴ糖や食物繊維が含まれ、辛み成分のシステインには血糖値を下げたり、余分な脂肪を減らす働きが、別の辛み成分のアリシンには血糖値を下げたり、脂肪の代謝をスムーズにする働きがあります。

大根

大根にはデンプン質や脂肪の消化を助ける消化酵素や、胃液の分泌を高め消化を促し便通をよくする辛み成分（イソ硫化シアンアリル）、マグネシウムやビタミンCなど、腸に有効な成分が多彩です。

にんにく

にんにくの成分のスコルジンには体内の栄養素を燃焼させて代謝を促進する働きがあり、刺激臭のアリシンには血栓の抑制作用や重金属の解毒作用が認められています。腸内環境をよくするカリウムやカルシウムなどのミネラル類も豊富です。

美腹野菜

食物繊維、ビタミン、ミネラル、オリゴ糖、マグネシウムといったお腹やせに効く成分を含む美腹野菜を解説します。

キャベツ

生のキャベツには胃の粘膜を修復する作用のあるビタミンUが豊富です。キャベツに多いミネラル類には、胸やけの抑制や排便促進作用があるので、胃腸のコンディションが悪くて太り気味の人にはよい、食物繊維たっぷりの野菜です。

トマト

食物繊維が豊富なトマトには抗酸化物質のリコピンが含まれ、ストレスや紫外線で増える活性酸素を除去。トマトのクエン酸、リンゴ酸には胃液の分泌を促進させる消化促進作用もあります。

ブロッコリー

ブロッコリーには腸の働きを高めるビタミンCと食物繊維が豊富なうえに、糖尿病に効果を発揮するクロムや、発ガン物質を解毒する作用のあるスルフォラファンなどの成分が含まれます。

ごぼう

ごぼうはセルロースなどの不溶性食物繊維が豊富。腸のぜん

手軽に食物繊維不足を解消できる
ファイバーボール

ファイバーボールを1個（約44 kcal）食べると、粉寒天とおからで約2gの食物繊維がとれます。5個食べれば、停滞腸の人が1日にとりたい食物繊維の約半分がとれるでしょう。食物繊維不足気味で腸の調子が悪い人は、このヘルシーなお団子で調整してください。

また忙しくて便意を我慢するうちに便意を感じなくなってしまった人で、そのうえ、体重も増え気味なら、しばらく、炒め物、スープ、鍋などにこのファイバーボールを活用しましょう。重苦しいお腹がすっきりし、軽くなっていきます。

教えて！ Dr.！
生理前になるとお腹が出るのはナゼ?

生理前には女性ホルモンの分泌の変化や神経伝達物質の変動があるためイライラして食欲が異常に高まり、甘いものが欲しくなってつい食べてしまうのです。また、生理前に分泌される女性ホルモンのエストロゲンは、腸の筋肉の働きを低下させ、ぜん動運動の抑制に影響し、便を硬くして便秘に。このように生理前には食べ過ぎと便秘が重なって、お腹がぽっこりと出るのです。

ファイバーボール

材料

粉寒天……………………… 8g
片栗粉………………………大さじ½
鶏ムネ肉またはササミのひき肉………100g
おから…………………………100g
しょうがのしぼり汁、
オリーブオイル ………各大さじ1
塩、こしょう……………各少々

作り方

①耐熱容器に水100㎖を入れて粉寒天を加え、電子レンジ（約500W）で2分加熱して溶かす。

②片栗粉を水大さじ3で溶く。

③ボウルに①と②を入れ、残りの材料をすべて入れてよくこねる。

④③を8等分にして1個ずつ丸めて、お湯で約4分間ゆでる。

⑤ゆで上がったファイバーボールを取り出し、炒め物、スープ、シチューなどに入れて食べる。

POINT
ゆでたファイバーボールはラップに包んで冷蔵庫に保存して、3日くらいで使いきりましょう。

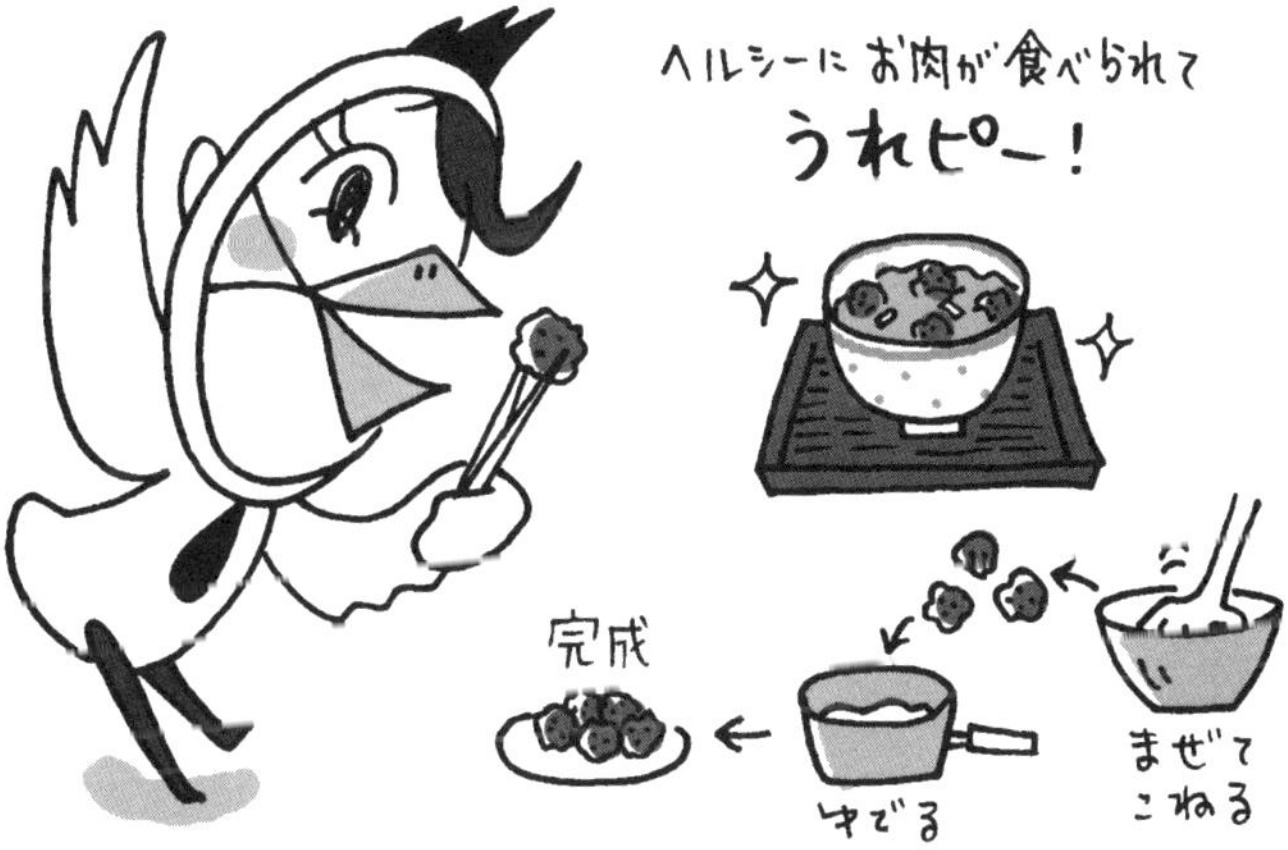
ヘルシーにお肉が食べられて
うれピー！
完成
ゆでる
まぜて
こねる

Column

ファイバーで美肌になる

便秘になると肌が荒れる——。これは便秘で体内に老廃物がたまり、体内の代謝が悪化するからです。

代謝が悪化すると、いらなくなった古い細胞を排出し、新しい細胞を作る肌の機能も低下します。また、大腸内では毒素の一因になる悪玉菌も増え、においのきつい便やオナラの原因になるばかりか、増えた毒素が血液にのって肌の細胞へ運ばれます。その結果、皮脂の分泌過剰や角質が硬くなることで、肌荒れ、吹き出物が発生します。

こうした老廃物と毒素を一掃し、大腸の環境を整えるのが食物繊維。食物繊維で大腸の環境が整えば肌荒れも防げるのです。

食物繊維が豊富な玄米シリアルを、肌トラブルに悩む女性が一定期間摂取したところ、荒れていた肌のきめが整ったことが、国内の研究でも確認されています。最近ではビタミンCと一緒に食物繊維をとると、より美肌効果が発揮されることもわかってきました。

便秘がちで肌荒れのときは、化粧品や便秘薬に頼るだけでなく、食事で食物繊維をたっぷりとるのが先決です。

お腹に脂肪をためない朝食
シナモンヨーグルト

善玉菌を増やすヨーグルトに、満腹感や排便作用を発揮するオリゴ糖とシナモンをプラスすると、排便を促す最強のデザートに。朝食に食べれば、頑固な便秘も解消します。

朝食を抜くと、不足したエネルギーを補おうと昼食や夕食の吸収率が高くなり、食べたものが脂肪になってお腹に蓄積しやすくなります。それでも朝は食欲が……という人はぜひこのヨーグルトを。軽く食べられて脂肪の蓄積を防いでくれるでしょう。

シナモンヨーグルト

材料

プレーンヨーグルト…150〜200mℓ
オリゴ糖……………… 小さじ1〜2
粉末シナモン……… 小さじ½

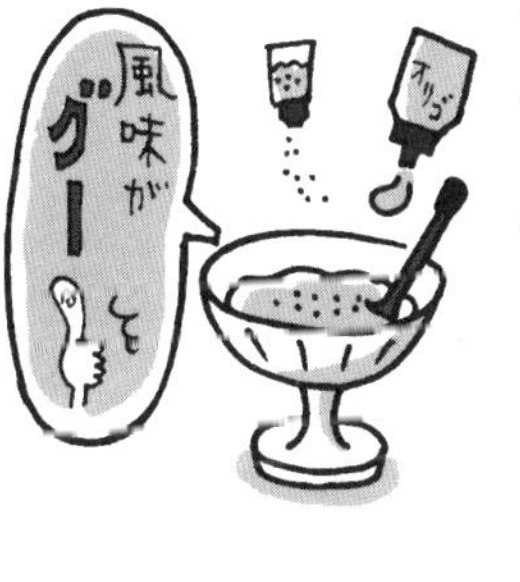

作り方

①プレーンヨーグルトを器に入れ、シナモン、オリゴ糖を加える。

②①をよく混ぜてから朝食時に食べる。

POINT
りんごやキウイなどの食物繊維が豊富なフルーツをトッピングするのもおすすめです。

さわやかに便意が目覚める最強コンビ

トマトのオリーブオイルかけ

トマト丸ごと1個の食物繊維が腸の内容物になり、腸のぜん動運動が期待できます。また、たっぷりかけるオリーブオイルによって消化管の運動も活発になることで腸管神経系が活発になって、便意も起きやすくなるでしょう。

慢性の便秘や下剤を飲み過ぎて便意が消失した人にはおすすめです。慢性の便秘の患者さんの朝食にこれをすすめると、改善効果が比較的早く表れます。

トマトのオリーブオイルかけ

材料

トマト……………………1個
オリーブオイル……大さじ1
乾燥バジル…………少々

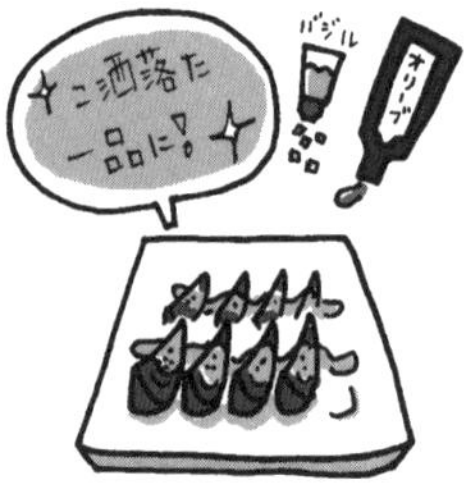

作り方

①トマト1個をくし形に切り、オリーブオイルをかける。

②①に乾燥バジルをふって、朝食にパン、コーヒーとともに食べる。

POINT
できればパンは、小麦粉だけのものより、全粒粉やライ麦粉入りのものを。

清涼感のあるリラックス効果&脂肪排出

快腸緑茶

活性酸素を除去するカテキンやミネラルが豊富な緑茶は体内の毒素を減らし、排便効果も期待できます。またお茶に溶けた水溶性食物繊維が余分な脂肪やコレステロールの排出にも役立ちます。清涼感をプラスするペパーミントは腸を刺激し体内にたまったガスを排出する作用に優れています。

外食や宴会続きでお腹が出てきたら、リラックス効果もある快腸緑茶で調整してください。

快腸緑茶

材料

緑茶…………ティースプーン1
ペパーミント(ドライ)
……………………ティースプーン1
熱湯…………………… 400㎖
ミネラルウォーター … 100㎖
オリゴ糖……大さじ1

作り方

①ティーポットに緑茶とペパーミントを入れて、熱湯400㎖を注ぎ5分置く。

②①を茶こしでこしながらふたのある容器かピッチャーに移す。

③②にミネラルウォーター、オリゴ糖を加えてよく混ぜ合わせ、温かいうちに飲む。

POINT

冷やすとより腸への刺激がありますが、真夏以外は温かいまま飲みましょう。

やさしい甘さと香り、インスタントコーヒーでお腹がやせる

ファイバーカフェ・オ・レ

コーヒーのカフェインは胃腸を刺激するので、間接的に便秘を解消する作用が期待できます。また疫学調査で「コーヒーを飲んでいる人ほど大腸ガンのリスクが少ない」という結果も出されています。

そんなコーヒーにオリゴ糖とバニラエッセンスの2つの美腹食材を入れて飲めば、さらに胃腸が喜びます。牛乳が苦手な人は、豆乳で作ってください。

ファイバーカフェ・オ・レ

材料

粉寒天……………… 1g
牛乳…………………150㎖
熱湯…………………30㎖
インスタントコーヒー……小さじ1
オリゴ糖…………… 大さじ1
バニラエッセンス… 1〜2滴

作り方

①カップに粉寒天を入れ、熱湯30㎖を加えて溶かす。

②①にインスタントコーヒーとオリゴ糖を加えて混ぜ合わせる。

③②に牛乳を加えてかき混ぜ、バニラエッセンスを加える。

POINT

温めた牛乳でも作れ、作ってから30分ほど置くとムース状に固まります。

おいしくて、ウエストにも効くシュワシュワ
酢スカッシュ

ぶどうが原料のイタリア特産の果実酢のバルサミコ酢は、ポリフェノールや有機酸が豊富で、疲労回復や消化促進、脂肪の合成を防ぐ働きが。そこに、腸に善玉菌を増やして便通をよくするオリゴ糖、腸のぜん動運動を高めるレモン汁を加えた酢スカッシュは、体調も整う、さわやかでおいしい美腹ドリンクです。

お腹やせも考えている人や、体脂肪率が高くてウエストが気になる人は試してください。

酢スカッシュ

材料

バルサミコ酢……… 5～10㎖
炭酸水…………200～250㎖
オリゴ糖……………… 5～15㎖
レモン汁…………… 少々

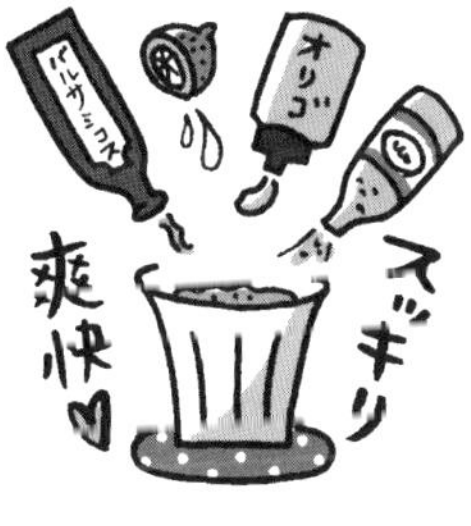

作り方

①カップにバルサミコ酢、オリゴ糖、レモン汁を加えてよく混ぜる。

②①を炭酸水で割って食前に飲む。

POINT
最後に氷を入れるとよりおいしくなる。炭酸水の代わりにミネラルウォーターで割ってもOK。

Column

美腹に効く油

バターやラードなどの飽和脂肪酸を含む油脂はお腹に脂肪を蓄積するので美腹の敵ですが、便のすべりなど排便には適度な油の摂取は欠かせません。また油を制限し過ぎると料理がおいしくないばかりか、満腹感も得にくくなるのです。

脂肪が蓄積しにくく腸が働くために最も適した油は、美腹食材としても紹介したオリーブオイルですが、これ以外にもおすすめしたい油があります。

その１つが中鎖脂肪酸を含む植物油。中鎖脂肪酸は消化・吸収がされやすく、体内にたまりにくい性質があります。ここ最近では「中鎖脂肪酸入り」と表記されている油がたくさん市販されているので利用しやすくなりました。

次におすすめしたいのが、ごま油、菜種油、米油などの植物ステロールを含む油です。植物ステロールはコレステロールの吸収を防ぐ働きのある豆類などからとれる油で、とくに内臓脂肪のつきやすい人には最適です。

美腹作りには油も必要で、オリーブオイル、中鎖脂肪酸系の植物油、植物ステロール系の植物油が役立つと覚えてください。

Exercise

美腹運動

たるんだお腹を引き締めると同時に姿勢もよくなる
短時間運動でアンチエイジング効果も期待できます。

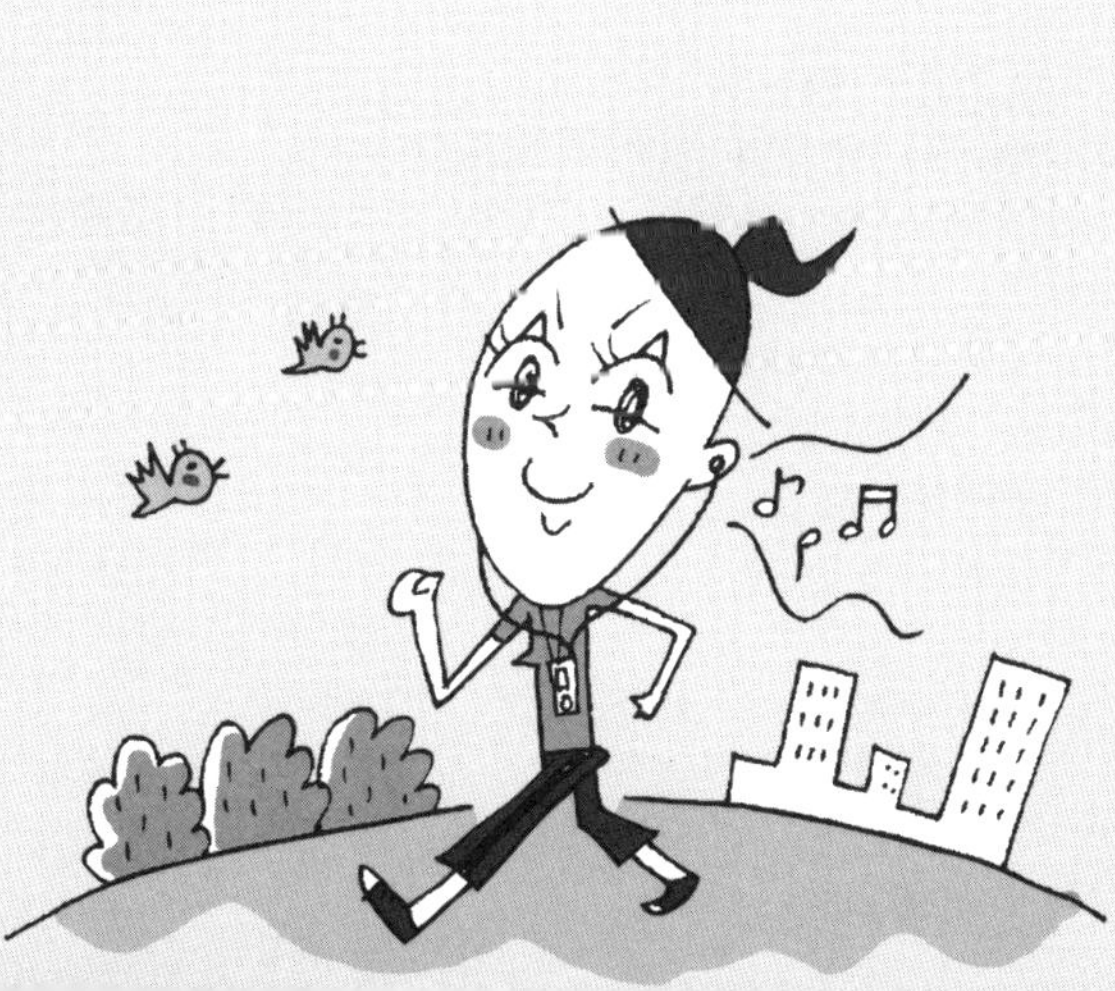

たるんだお腹がキュッ！

美腹ふっ筋

全身のなかでもたるむなど最も衰えやすい筋肉で、また鍛えればつきやすい筋肉といわれているのが、お腹の筋肉の「腹直筋」や「腹斜筋」。

腹筋が衰えるとお腹を支えている肋骨《ろっこつ》に影響して内臓が下垂し、基礎代謝も下がって、それだけ脂肪もつきやすくなります。また、腹部の血行も低下して、直腸に届いた便を押し出すぜん動運動も低下して便秘も起きやすくなるでしょう。

腹筋を鍛えることはこれらを改善することになり、ぽっこりお腹を予防してくれます。とくに、腹筋運動での腸への刺激が大腸にとどまっている便を押し出す力になるので、排便力が鍛えられます。

教えて！ Dr.！

お腹のエクササイズはいつやるのが効果的?

便意がなくてぽっこりお腹の人は、運動もマッサージもできれば朝に行いましょう。1日のうちで最も便意が起きやすく、朝に運動をすると便を動かすぜん動運動が高まります。ただし、朝は忙しく時間がとれない場合は夜寝る前でもいいでしょう。

美腹ふっ筋

①仰向けに寝て、ひざを少し曲げる。

②胸の前で両手を交差させ、上半身を床から30度前後まで起こして下ろすのを10回。

③慣れてきたら2〜3セットを繰り返す。

④次に、仰向けに寝て両手を床につき、足を伸ばしたまま床と直角に上げる。

⑤足をまっすぐに伸ばしたままゆっくり上げ下げするのを10回。

⑥慣れてきたら2〜3セットを繰り返す。

POINT
ちょっとした合間には、おへそを中心にして、お腹をふくらませたりへこませたりするクセをつけると、腹直筋がまめに鍛えられます。

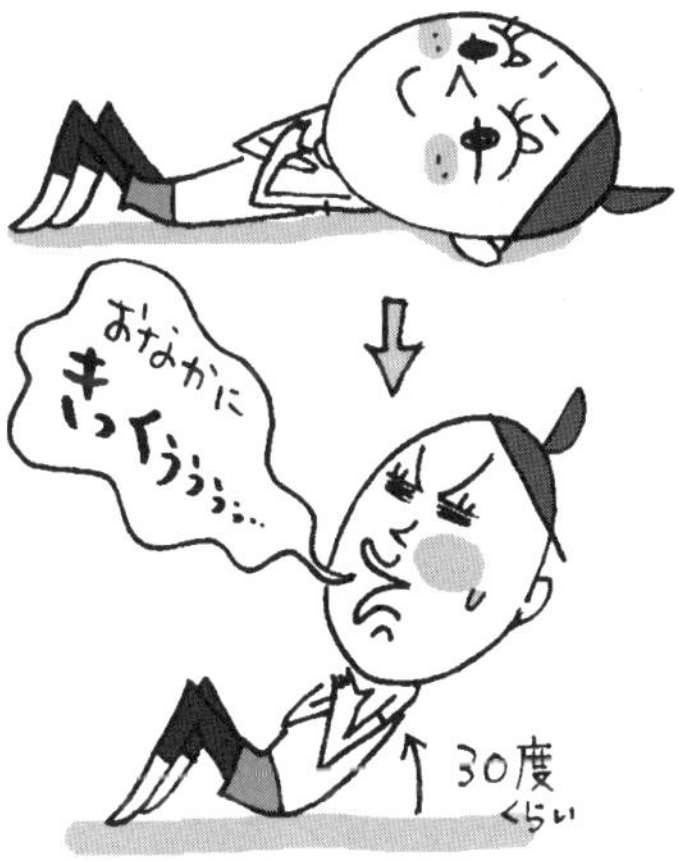
おなかにきっくぅぅぅ…
30度
くらい

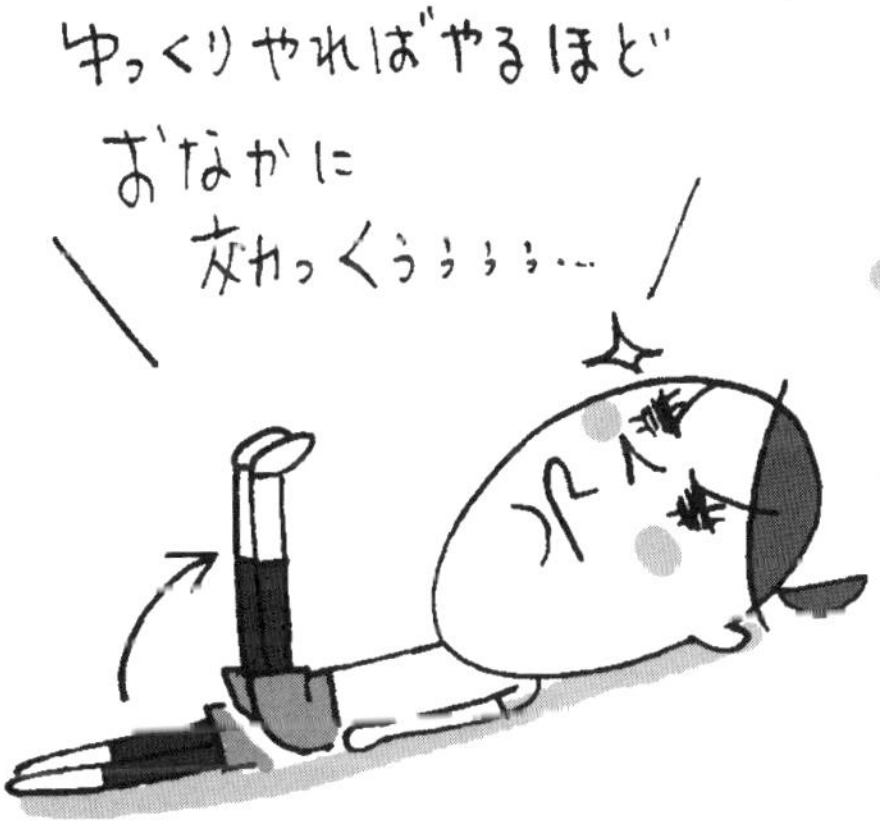
ゆっくりやればやるほど
おなかに
効っくぅぅぅぅぅ…

姿勢もお腹もスッキリ矯正、アンチエイジングにも！

美腹スクワット

姿勢の善《よ》し悪《あ》しは、美腹のポイントです。

姿勢が悪いと腹筋が弱くなり、お腹を大きく突き出すように立つので、骨盤がゆがみ、内臓が下垂してお腹が出ます。さらには背骨がゆがんで自律神経にも悪影響が。バランスを崩した自律神経が便秘や過食に働いて、ますますお腹太りを進行させます。

お腹のふっ筋、背中の背筋、腰の大腰筋を鍛えながら、姿勢も調整の効果が期待できる美腹スクワットで、ぽっこりお腹を引き締めましょう。

また、スクワットは足腰のストレッチにもなって、アンチエイジング効果も期待できます。

教えて！ Dr.！

運動ゼロで絶食だけのダイエットはお腹に悪い？

運動をしないで無理な絶食でダイエットした後には、皮下脂肪がついてお腹が出やすくなります。また絶食してタンパク質不足になると全身の筋肉が減り、筋肉の脂肪を燃焼する働きが停止し、脂肪がたるんでダブついたお腹に。そもそも脂肪は飢餓状態になった後に防御反応としてつきやすいので、絶食の後は腹筋が弱くなって代謝が低下し、結局はリバウンドも招いてしまうのです。

美腹スクワット

①両手を頭の後ろで組み、足を肩幅に開いて立つ。

②背筋を伸ばしたまま、軽くひざを曲げながら腰を落としていく。

③腹筋に負荷がかかっていることを感じられたところで元の姿勢に戻す。

④①〜③を15〜20回繰り返す。

POINT
スクワットではゆっくりと腰を落として上げる、また腰を落としたときに、ひざ頭が足の指より前の位置に出るのはＮＧ！　効果が半減します。

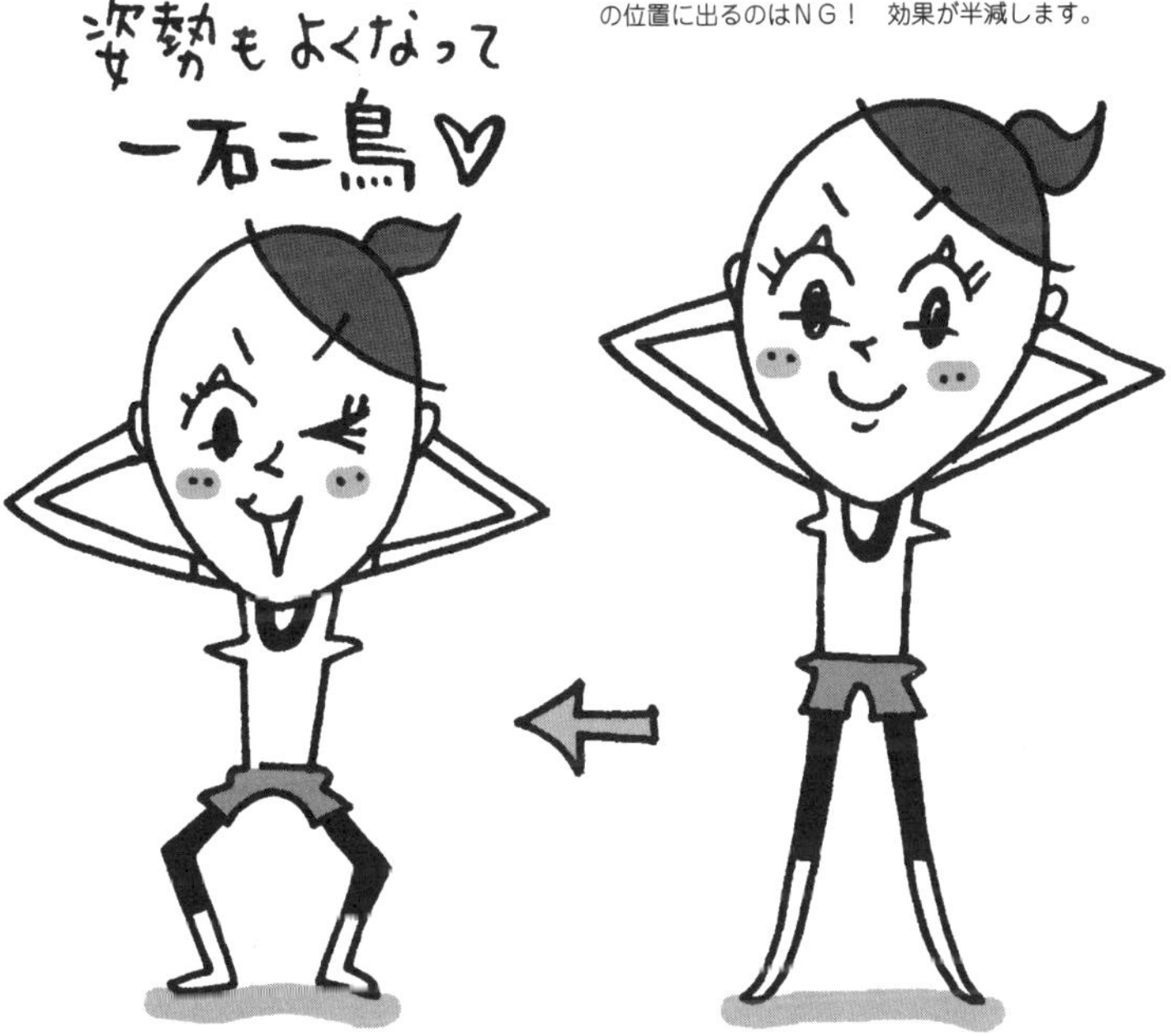

ぐんぐんお腹が引き締まる

美腹エクササイズ

足を高く上げて前進しない「その場歩き」で骨盤のバランスをとり、お腹を支えている大腰筋を鍛えてぽっこりお腹を改善しましょう。

大腰筋を鍛えるには股関節《こかんせつ》を深く曲げることが大切です。太ももを高く上げて足踏みをするエクササイズが股関節を鍛えながら、ぐんぐんお腹を引き締めていきます。

治療院などで骨盤がズレていると指摘されたことがある人、体重のわりに体脂肪率が高い人、二段腹や三段腹でポチャポチャと柔らかい人は美腹エクササイズを続けてシェイプアップしてください。

教えて！　Dr.！

婦人科系の疾患で下腹部が出ることもありますか?

比較的やせているのにお腹が異常に出ている人のなかには、卵巣嚢腫や子宮筋腫があってお腹が出ている場合もあります。生理痛がひどい、不正出血が続いている、重い腰痛などもあって下腹が急激に大きくなったり、最近、徐々にお腹が大きくなってきた場合は注意が必要でしょう。一度、産婦人科で診察を受けてください。

美腹エクササイズ

①背筋を伸ばしてまっすぐ立つ。

②その場で、左右交互に太ももを高く上げる。

③5～10分間続ける。

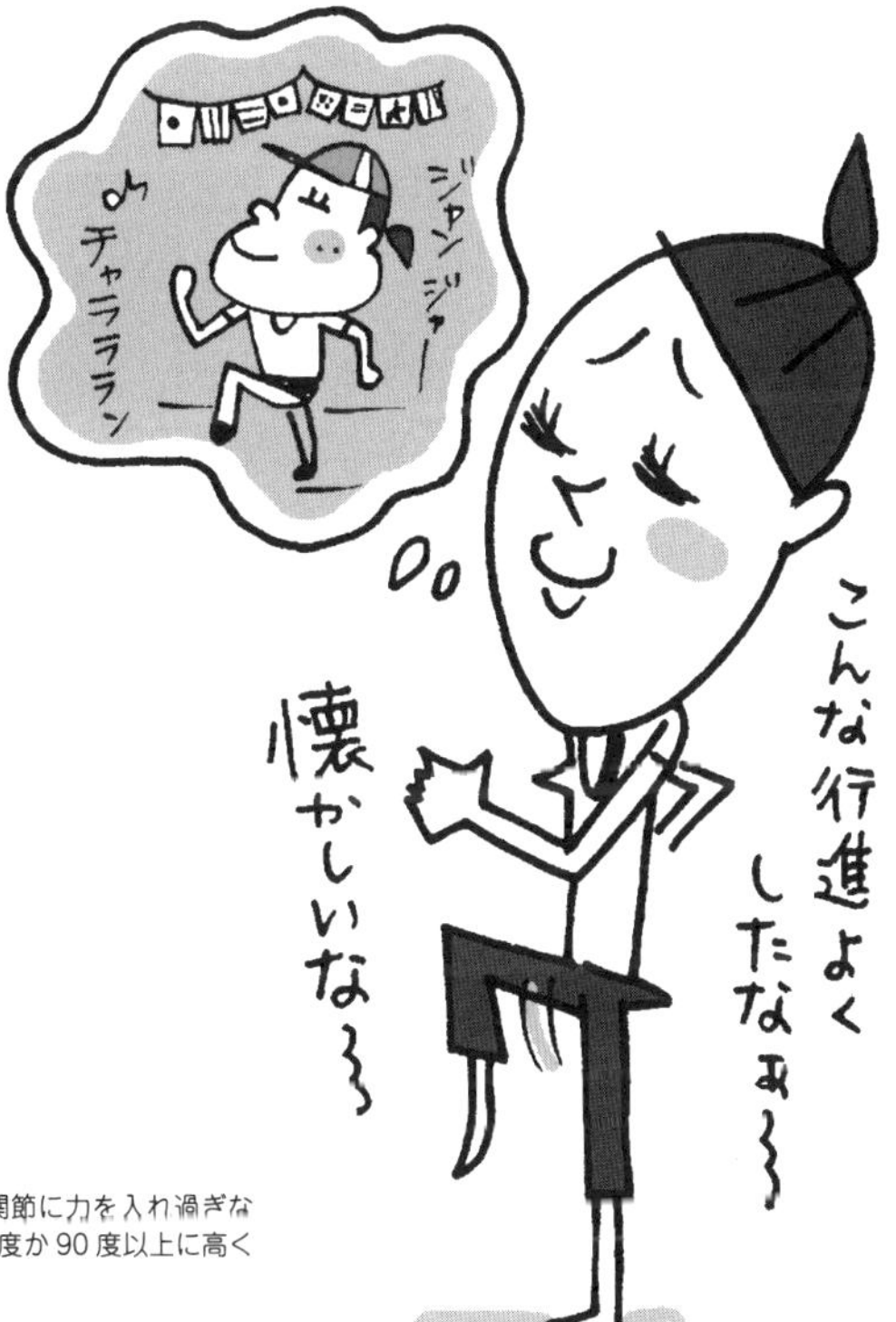
ジャンジャンジャー
チャラララン
こんな行進よくしたなぁ～
懐かしいな～

POINT

太ももを上げるときは、股関節に力を入れ過ぎないようにして、太ももを90度か90度以上に高く上げます。

はみ出し腹や二段腹解消

お腹まわし

腰をまわすのではなく、おへそを中心にお腹を気持ちよくまわす体操。

伸びて弾力性を失ったお腹を鍛える効果が抜群で、ウエストにぜい肉がのっかったはみ出し腹や、二段腹の解消にはとくに効果が期待できます。

たまったままの便を押し出す腸の働きを高める便通効果もあるので、お腹が軽くなり、下半身のむくみが取れ、腰痛なども改善していきます。

お腹まわし

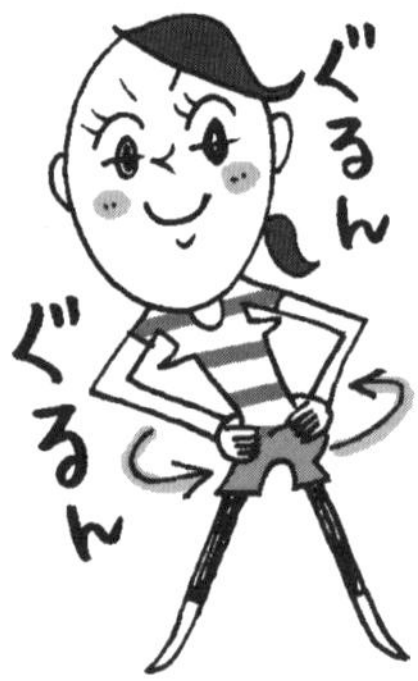

①肩幅に足を開いて、ひざを軽く曲げて両手を腰骨にあてる。

②おへそを中心にお腹を1回転させる。

③左まわりを8回やって、同様に右まわりを8回。

POINT
食後すぐや、空腹時を避けて、時間の合間を見てお腹をまわしましょう。

Column

ぽっこりお腹はアンチエイジングの敵！

年齢でいうと60歳を過ぎたころから腸の弾力性が乏しくなり、動きも鈍くなりますが、顔のシワや視力などの老化現象に比べると、腸の老化現象はそれほど早くからは表れません。下の表を見ても、便秘に悩んでいる人は20代から50代半ばまで変わらず、腸年齢＝実年齢ではないことがわかります。

年齢よりも、生活習慣などが腸年齢に大きく影響し、ふだんの生活のツケでなったぽっこりお腹をそのままにしていることも腸の老化を早めていることに。

便秘に悩む人の数（人数1000人中）

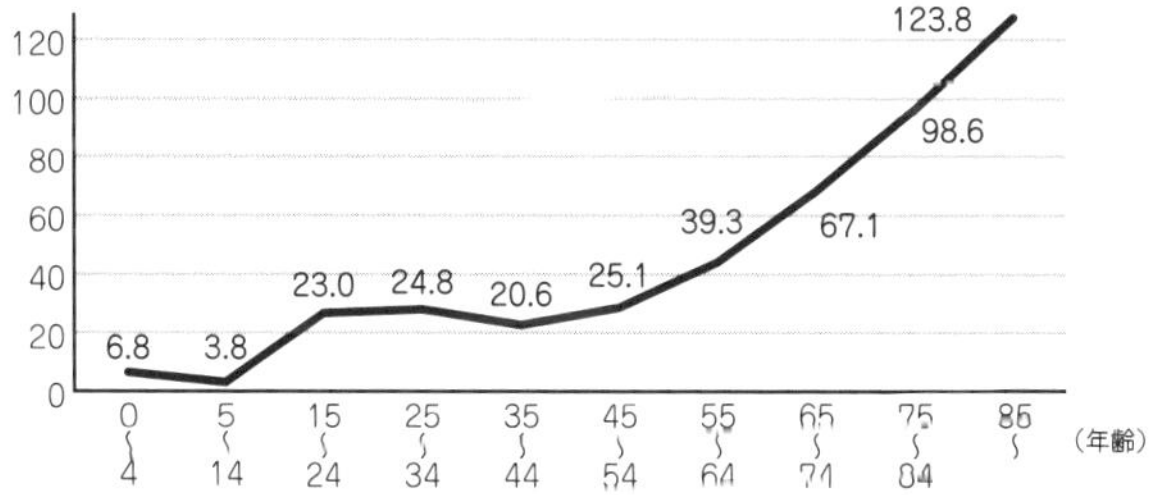

「平成16年 国民生活調査」（厚生労働省）より

美腹ウォーキング

全身の筋肉と関節を使って、停滞腸が目覚める

有酸素運動のなかでも最も手軽にできるウォーキングは、動きの悪い停滞腸を目覚めさせる運動メソッドです。

全身の筋肉と関節を使うウォーキングの運動効果は腸を動かし排便に必要な筋力を無理なく鍛え、血液の循環をよくして新陳代謝を高めて、お腹やせに効果を発揮してくれます。

さらには運動なのにリラックス効果ももたらすウォーキングで副交感神経が優位になれば、排泄、消化、吸収の腸の働きも高まって、老廃物の排出も活発になります。

無理に速く歩くのは腸には逆効果になりかねないので、歩きながら会話が可能なくらいの速度が最適です。

教えて！　Dr.！

激しい運動ほどお腹に効く?

瞬発力のある激しい運動は体脂肪よりも先に筋肉中のグリコーゲンが消費され、また無酸素運動なので脂肪の燃焼もさほど期待できません。それよりもウォーキングなどの時間的に継続性のある有酸素運動のほうが脂肪が燃焼しやすく、お腹のシェイプ効果が発揮されます。ウォーキングなどのやさしい運動はストレスフリーなので、腸のセラピー効果にもなるでしょう。

美腹ウォーキング

①少しだけ急ぎ足で20分以上歩く。

②20分以上のウォーキングを週に2回以上、続ける。

③ウォーキングの時間がとれない場合は、通勤や買い物の片道をウォーキングタイムに。

④できるだけ同じテンポの、歌詞の入らないイージーリスニングをヘッドフォンで聴きながらウォーキングすると腸がより動きやすい。

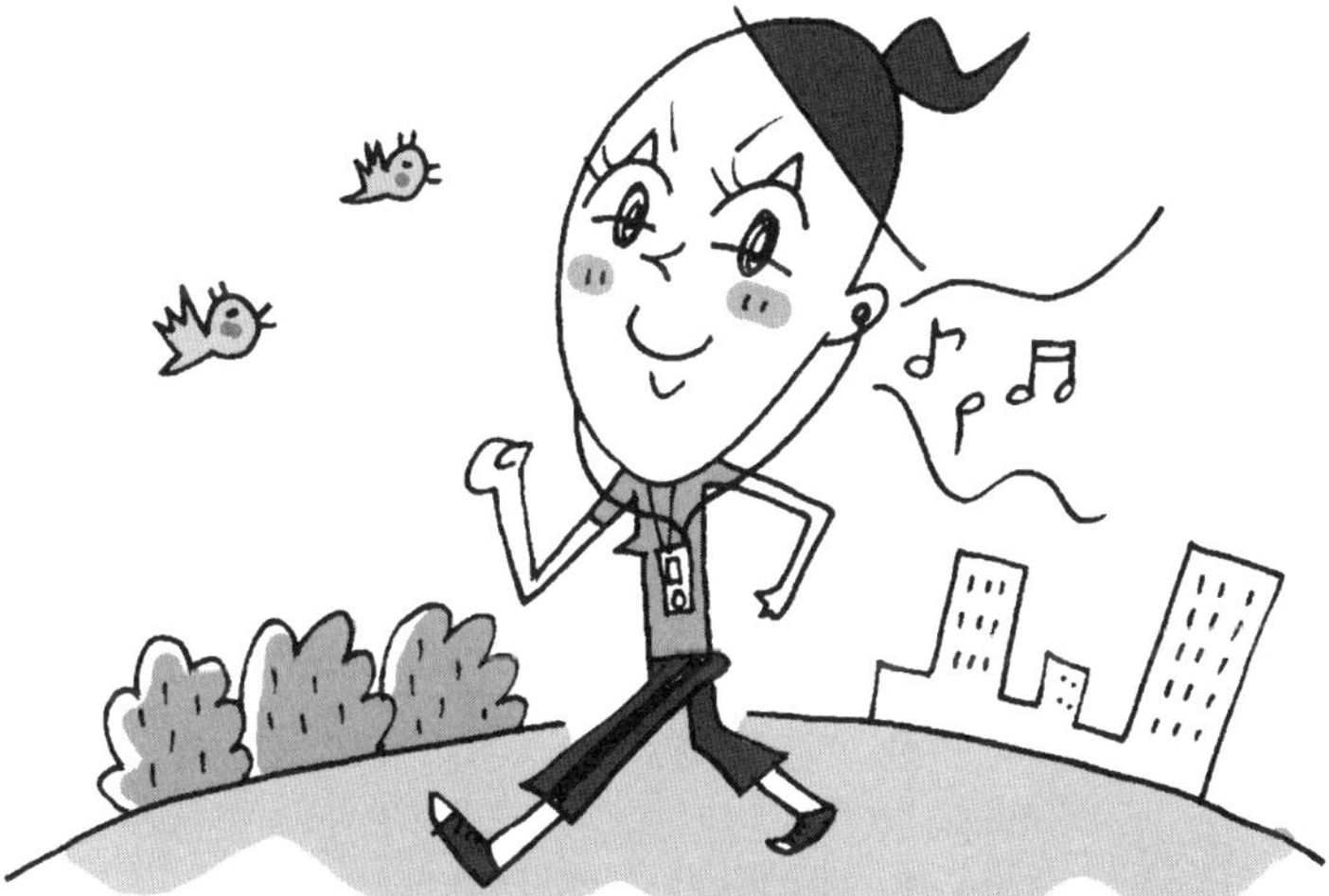

POINT
ウォーキングポーズはひざを伸ばして大きく踏み出し、着地はかかとからつける、腕を軽く曲げて歩く、歩きながら前傾姿勢にならない、などに気をつけて。

Column

やせにくい遺伝子!?

私たち人間は、寒さや餓えにさらされると、生命の危機を感じて、エネルギー源になる脂肪をたくさん蓄えようとします。このメカニズムに深く関わっている遺伝子が「倹約遺伝子」で、日本人の３分の１がこの倹約遺伝子を持っているといわれます。

この遺伝子を持っている人は、持っていない人に比べて太りやすく、脂肪を蓄積しやすいといわれています。倹約遺伝子はやせにくい遺伝子ともいえるでしょう。

ただ、そうした遺伝子の影響も関係ない肥満の原因は、運動不足や食べ過ぎなどの生活習慣です。家族が全員太っている場合に多少は倹約遺伝子が関係しているかもしれませんが、ほとんどの場合は「体を動かさないでだらだらと食べる」など、家族に共通する怠惰な生活習慣が主な原因です。また基礎代謝も、高いか低いかは遺伝というより筋肉量が減ると低下するので、やはり日頃の運動習慣が関係します。

食べる量を抑えてもやせにくいのは、運動や基礎代謝での消費エネルギーが低下しているからで、「やせにくい遺伝子を持っているから……」と考えていてはいつまでたってもやせられません。

Selfcare

美腹セルフケア

垂れてふくらんだお腹にマッサージ、
お腹の脂肪が落ちてゆくツボなど
ちょっとした時間にできるセルフケアでぽっこりお腹も美腹に。

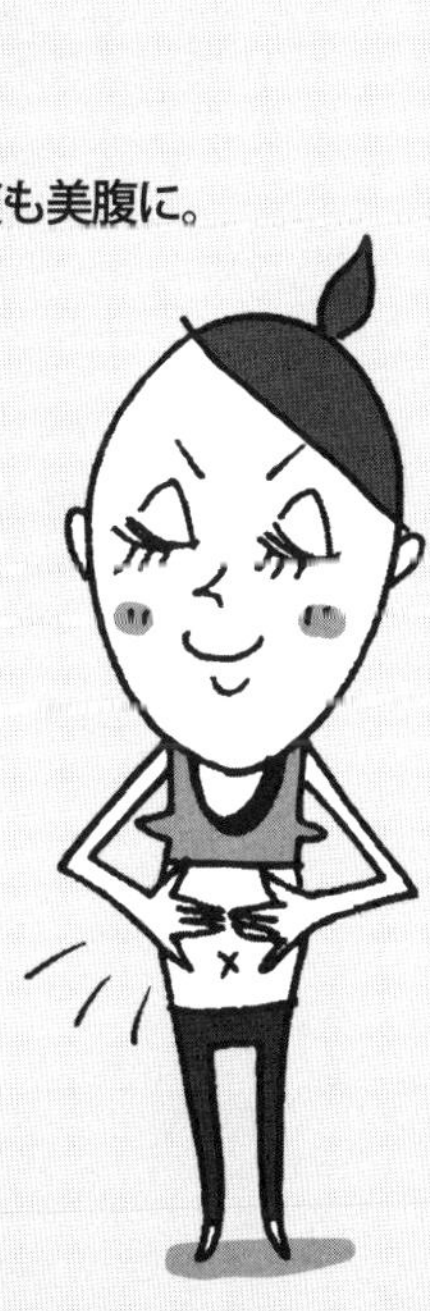

垂れてふくらんだお腹のガスをスッキリ！
美腹マッサージ

クリニックの患者さんのなかには、このマッサージでガスや便秘が改善し、お腹まわりが細くなった人がいるほど、お腹やウエストのスリム効果は抜群。

押したり、強くつかんだりせずに、腸にやさしい刺激を与えるようにマッサージすると、ガスが排出され、血行不良を改善して停滞腸が動きます。

いつもお腹がはってふくらんでいる人は腸の横行結腸が本来の場所より下に垂れていて、垂れ下がった部分にガスがたまった状態。このマッサージをすると、リラックスしながらお腹のはりが取れていきます。左半身を上にして行うのも、下垂した横行結腸に働きかけてガスの排出効果を高めるためです。

教えて！　Dr.！
「ガス腹」って何ですか？

ガスをためこみやすくなった腹部の膨満感が「ガス腹」。ガス腹の人は、オナラがくさく、腹部から胃にかけてはって苦しいのが特徴。ガス腹が垂れ気味のぽっこりお腹の原因になり、ガスに含まれる毒素が全身にまわり、吹き出物や肩こりも絶えなくなります。食物繊維の多い食事や腸マッサージで早めにガス腹を改善してください。

美腹マッサージ

①左半身を上にした姿勢で横になる。

②深呼吸をしながら、お腹に時計回りに円を描くように、手のひらでゆっくりと力を入れずにさする。

③5〜10分間続ける。

POINT
外出先などでは、椅子に座って力を入れずにお腹のマッサージを行ってください。

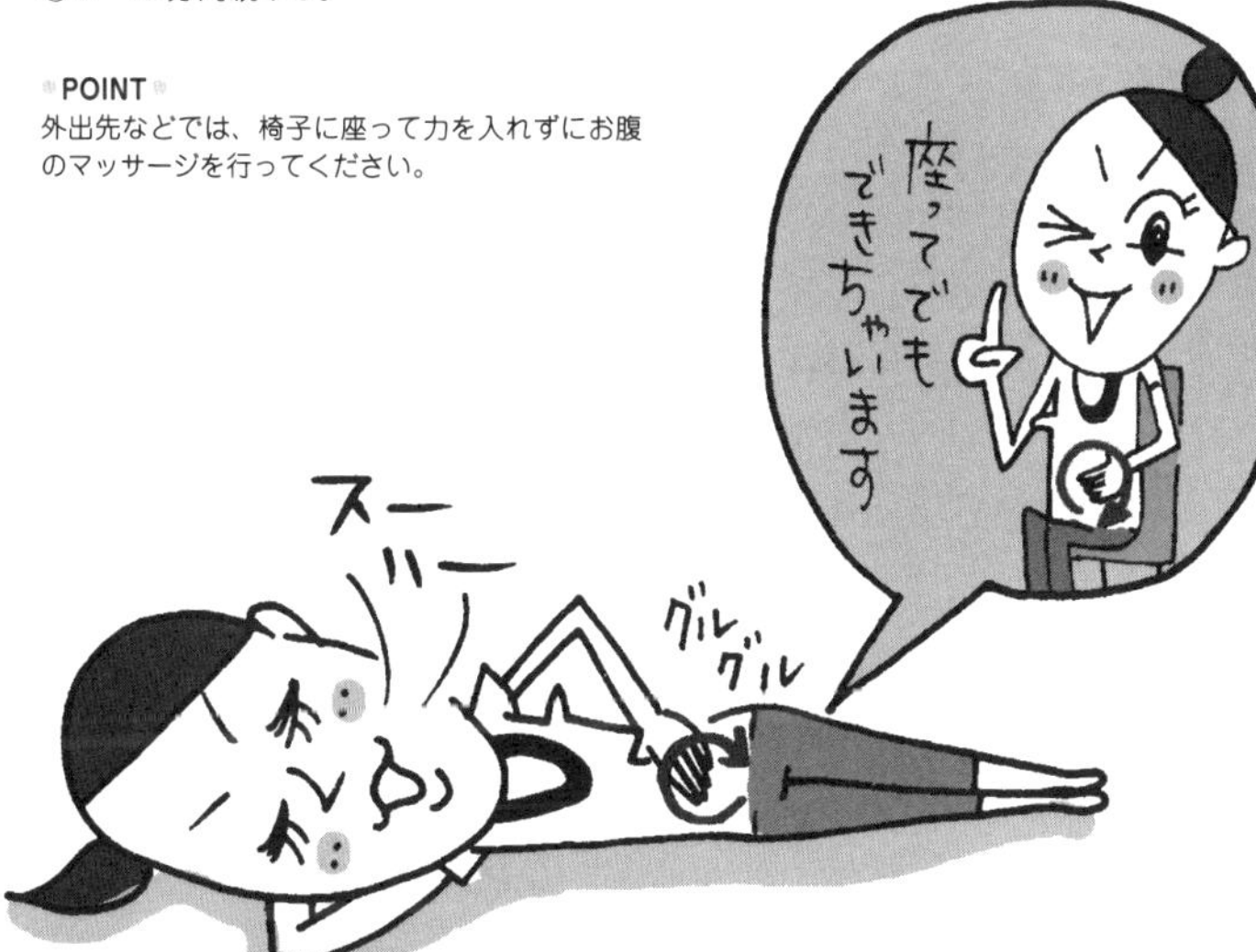
座ってでもできちゃいます
スー
ハー
グルグル

美腹ツボ

お腹の脂肪が落ちていき、ぽっこりお腹予防にも

全身に点在するツボは各器官や内臓とつながっていて、そこを押すことで不調を改善できます。
お腹の周囲にも、冷えを解消したり、代謝をよくするツボがいくつかあり、押すと冷えが解消され代謝がよくなるので、ツボへの刺激がお腹についた脂肪を取るのに効果を発揮します。また、脂肪の蓄積の予防にもつながります。
ただ肩や首などほかの部位のツボは指で強めに押し込みますが、お腹は内臓もありデリケートな部分。ポイントになる六角形のツボの上を弱めに押しながら、なでるように刺激してください。冷たい手で行うと、腸が緊張するので、手を温かくして行いましょう。

教えて！ Dr.！

お腹がすいてくるとゴロゴロ鳴るのが心配……

お腹がすいてゴロゴロ鳴るのは、空腹を感じることで胃や腸の動きが活発になり鳴る音です。しょっちゅうお腹が鳴るからといってとくに問題はありませんが、逆に皮下脂肪の多い人は脂肪が壁になるので、ガスが移動してもこの音が聞こえません。そういえば、最近はお腹が鳴らないという人は、それだけ皮下脂肪がたまってぽっこりお腹が進行した可能性がありそうです。

美腹ツボ

①肩の力を抜いて、座るか立つかの姿勢をとる。

②両手の人差し指、中指、薬指をそろえて、おへそのまわりを3回ずつ時計回りに力を入れ過ぎない程度に押す。

③押す場所は、おへそを中心に下図の六角形のポイントで、一番上のポイントはおへそとみぞおちの中央、一番下のポイントは恥骨とおへその中央。

POINT
食後や満腹時を避けて行い、生理中や、妊娠中の女性はやらないでください。

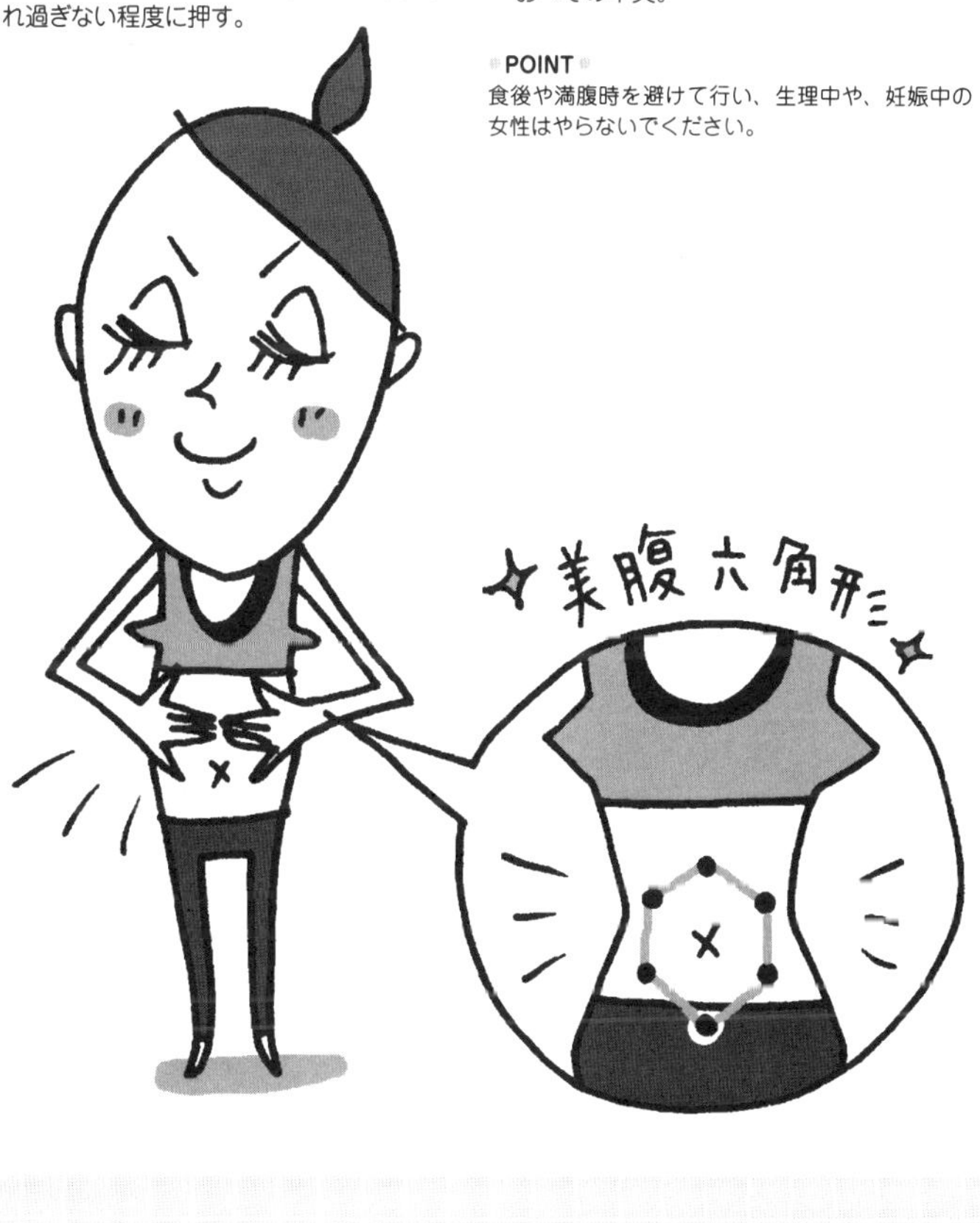

直腸刺激でガスを抜く
お尻たたき

　ガスがたまって出そうで出ないときは、お尻全体をリズミカルにトントンたたく刺激が効果的。お尻をたたくと、便意が起きる直腸が刺激されてガスが出やすくなり、腸の横行結腸にできたガスだまりを改善してお腹のはりも取れていきます。

　また、ガードルなどきつい下着をつけたあとにお腹がはるのは胃と腸が圧迫されてガスが抜けにくくなるため。そんなときもこのお尻たたきでガス抜きをしましょう。

お尻たたき

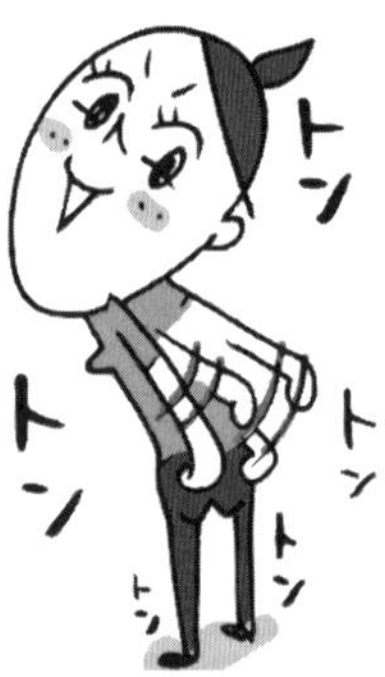

①両手で握りこぶしを作り、腰の上に置く。

②腰まわりからお尻まわり全体をリズミカルに20〜30回たたく。

POINT
トイレの中や、家に一人でいるときなど、気がねなくガスを出せるときに実践を。

カチカチ便対策
肛門シャワー

忙しい毎日や、ストレスの多い毎日でいつにも増して便秘がひどく、便が肛門近くにあるのに便が大きく固まって硬くなり、肛門の手前にとどまってなかなか出ない、という経験がありませんか。

そんなカチカチ便になったときにやってほしいのが肛門シャワー。

洗浄機能つきのトイレの水かお風呂のシャワーで肛門括約筋を刺激して便通を促します。覚えておいて、不測の事態に役立てましょう。

肛門シャワー

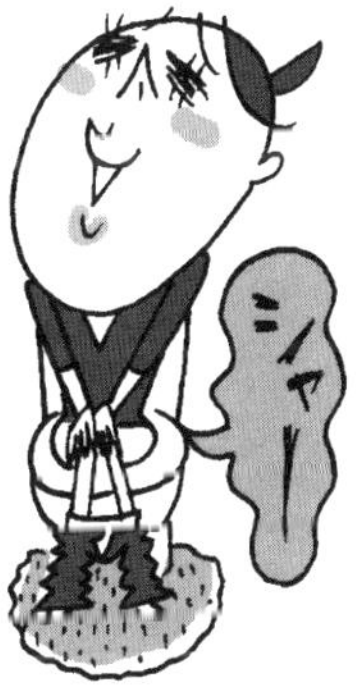

①洗浄機能つきトイレや、入浴中のシャワーで、肛門から10㎝くらい離してお湯のシャワーを20～30秒ほどあてる。

②このシャワーを2、3回繰り返す。

POINT
強い水圧や、長い時間あて過ぎると肛門周辺の皮膚炎を起こすので注意してください。

Column

ずっと聞きたかった!?　オナラの疑問

Qオナラの我慢はカラダに悪い？

人間は１日に２～３ℓのガスが出るようになっています。オナラを我慢するのを繰り返していると、腹部にガスがたまってこれもぽっこりお腹の一因になるでしょう。便秘と同じように肌荒れが起き、ガスが胃を圧迫して胸やけの原因にもなります。そのうちに腹痛も起きるようになり、またお腹も出てくるので、とにかくオナラの我慢は体にとってマイナスです。

Qオナラが臭くない人と臭い人はどっちが健康？

オナラの主成分は窒素や水素、炭酸ガス、酸素といった無臭のガスで、悪臭の原因となるのはインドール、スカトール、揮発性脂肪酸などの腸内の悪玉菌が作る成分です。腸が不健康で便秘があるときに出るオナラにはこうした悪臭成分が多いので、オナラのにおいがきつくなります。その証拠に、健康な腸の人がさつまいもなど食物繊維の多いものを食べて出るオナラは無臭に近いのです。つまり、オナラが臭くない人は臭い人に比べて腸が健康で、お腹が出にくい人だといえそうです。

Relax

美腹リラックス

副交感神経を優位にする呼吸法からお風呂でできるリラックス法、
美腹ミュージックまで。気持ちよく過ごすことがコツです。

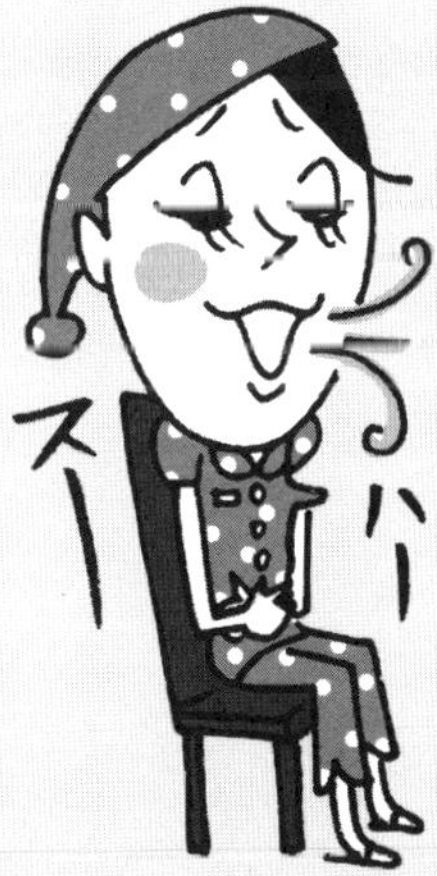

美腹呼吸

深呼吸でお腹をシェイプ

お腹がやせる呼吸は、たっぷり吐いてお腹をへこませ、ゆっくり吸いながらお腹をふくらませる、深呼吸しながらお腹が動く腹式呼吸です。

腹式呼吸には、自律神経の副交感神経を優位にして心身をリラックスさせる効果があります。副交感神経が活性化すると、腸の消化、吸収、排泄の機能もよくなり、内臓脂肪の改善につながります。

1日1回、意識的に腹式呼吸をしてリラックスしながら腸を動かす、それだけでもお腹はへこんでいきます。続けているうちに腹膜や横隔膜が鍛えられて内臓脂肪がつきにくくなり、だんだんと便秘も起きにくくなります。

教えて！ Dr.！

ぽっこりお腹になってしまう呼吸は?

いつもセカセカした、浅い呼吸をしている人はそれだけお腹が出やすくなるでしょう。また浅い呼吸は胸の一部だけしか動かないので腸まで刺激が届きません。そのために消化管への刺激が少なくなって排便に必要な腹圧も低下し、浅い呼吸をしていると便秘にもなりやすいのです。

美腹呼吸

①就寝前などに椅子に座って、お腹を使った深呼吸をする。

②まずお腹に両手をあてて、腸のへこみを意識して、口からゆっくりと息を吐ききる。

③今度はお腹をふくらますように意識して、鼻からゆっくり息を吸う。

④①～③のお腹を使った深呼吸を5分間ほど続ける。

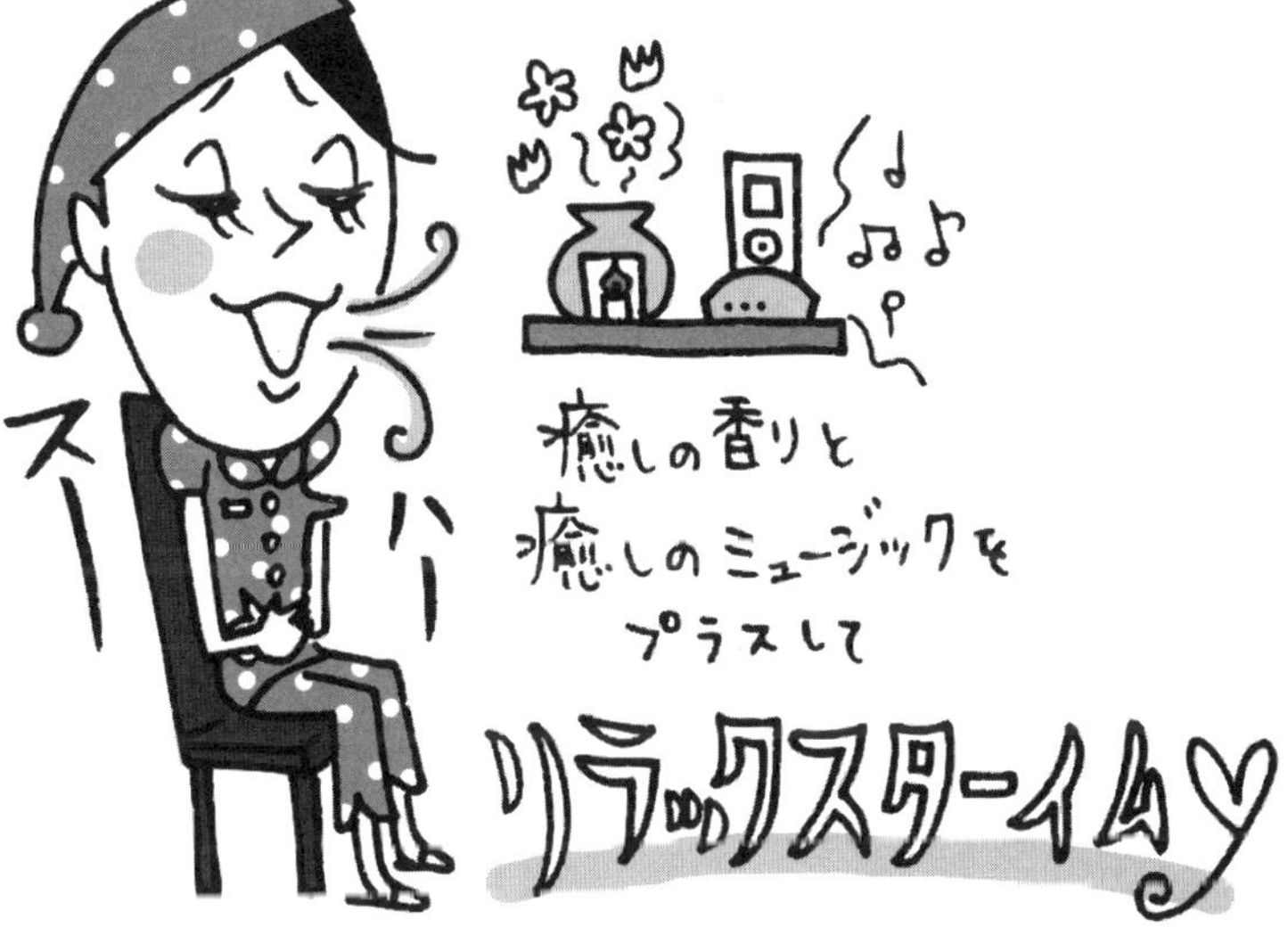
スー
ハー
癒しの香りと
癒しのミュージックを
プラスして
リラックスタイム♡

POINT
深呼吸をするたびに、お腹がへこんだり、ふくらんだりして腸が動く感覚を意識してください。

腸もみしながらリラックス
美腹半身浴

半身浴をしながら腸もみをしましょう。腸もみは、内視鏡検査を行うときに検査で腸に入れた空気を抜くために私が考案したものです。腸にたまった老廃物の排出に効果的です。

熱いお湯は代謝の促進には役立ちませんが、ぬるめのお湯にゆっくりつかる半身浴はリラックス効果がバツグンで、体が温まって発汗を促し、たまった毒素を出して代謝が促進されます。さらには半身浴で自律神経の副交感神経が優位になることで腸のぜん動運動が活発になり、便秘やお腹のはりが改善していきます。

半身浴中に腸もみをすれば、リラックスしながら腸に刺激が加わって、さらに効果がアップします。

教えて！ Dr.！

腸にやさしい入浴剤はありますか?

自分の好みの香りのアロマオイルを、お湯に数滴たらしてリラックスするといいでしょう。私からおすすめしたいのはペパーミントのアロマオイルで、入浴剤として使用すると、腸を刺激してガスが排出されやすく、お腹の膨満感に効果が出ます。ほかには、カモミールやラベンダーがおすすめです。

美腹半身浴

①ぬるめのお湯につかって、10〜20分みぞおちから下だけを温める半身浴をする。

②つかっている間に、時計回りにお腹をつまんでいくマッサージを行う。

③1ヵ所につき2、3回つまむようにし、下図のように大腸の形をなぞるように移動していく。恥骨の上までいったら1周で、3周程度行う。

POINT
便秘の人は、図のAポイントを多めにつまむようにしてください。

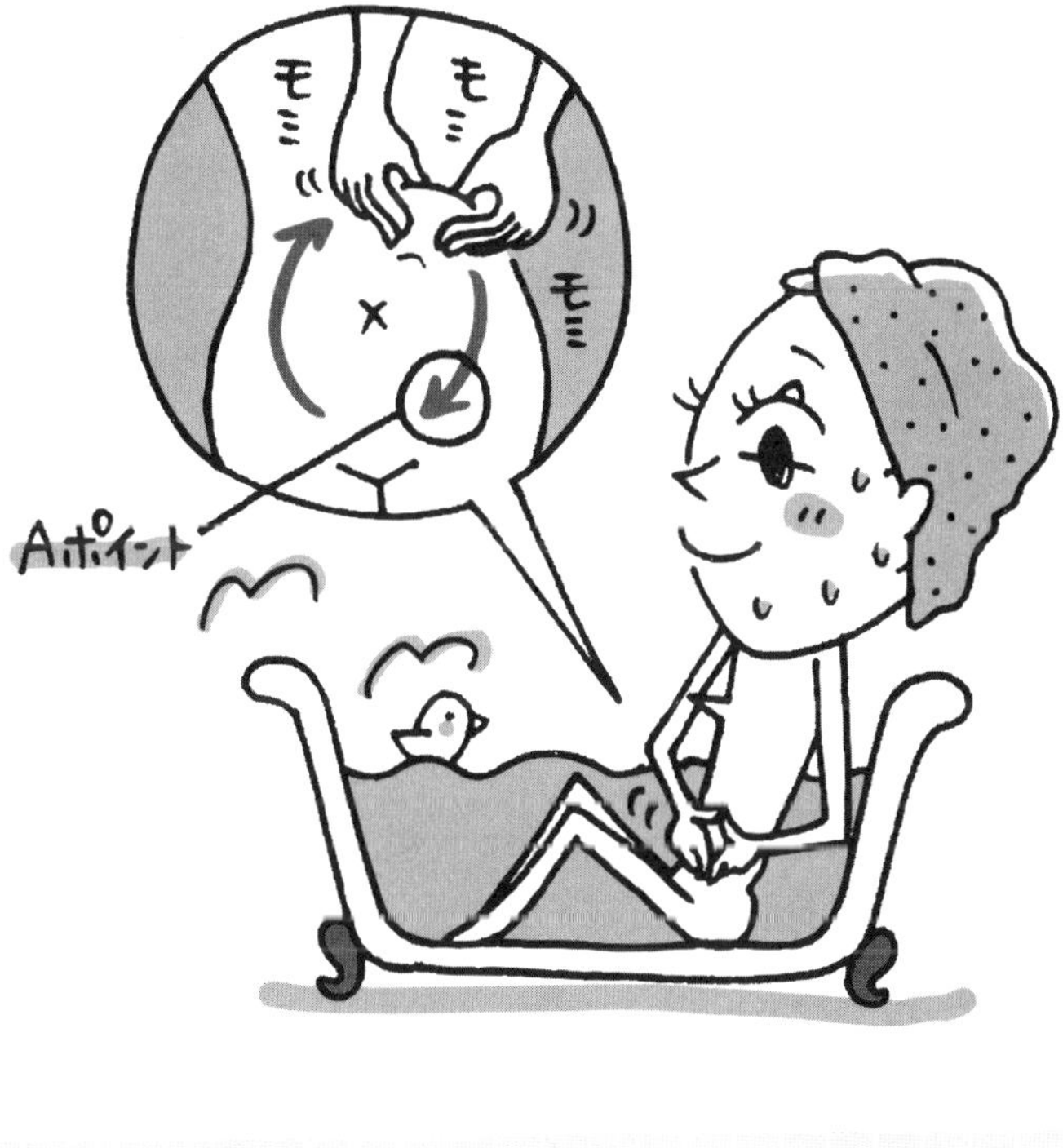

腸のセラピスト

美腹ミュージック

音楽には心身をリラックスさせながら、ストレスによる体の緊張や痛みを取る作用があります。その結果音楽療法は「第1の脳」に作用して「第2の脳」でもある腸をリラックスさせます。便秘の治療にも有用なのです。

腸の働きをよくするためには、副交感神経を優位にするものがよいのです。ゆったりとしたテンポの遅い音楽を聴くと心拍数も落ち着きます。また脳をリラックスさせるα波が出て、副交感神経が優位になります。

反対にアップテンポのものは交感神経を緊張させて興奮状態を作るので、腸の動きに関してはプラスの効果がスローミュージックほどは期待できません。

教えて！　Dr.！

緊張するとお腹がはってくるのは?

緊張や不安を感じるときに、無意識に歯をくいしばりがちです。すると、口の中に空気が入りやすい状態になり、入った空気でのどが詰まったような違和感を覚え、さらに胃や腸に空気が移動してお腹がはってくるのです。胃からお腹にかけてはったように感じるときは消化の悪いものや刺激物を避け、ゆっくり深呼吸をすることや、音楽を聴くなどしてリラクゼーションを心がけて解消させましょう。

音楽の心拍数と免疫力への影響

リラックスと心拍数の関係、ストレスと心拍数の関係、それによってもたらされる健康効果を図にしてみました。スローな音楽などのリラックス効果は心拍数を低下させ、副交感神経を優位にして、胃腸の働き、免疫機能の向上、血圧低下など全身の健康に役立ちます。

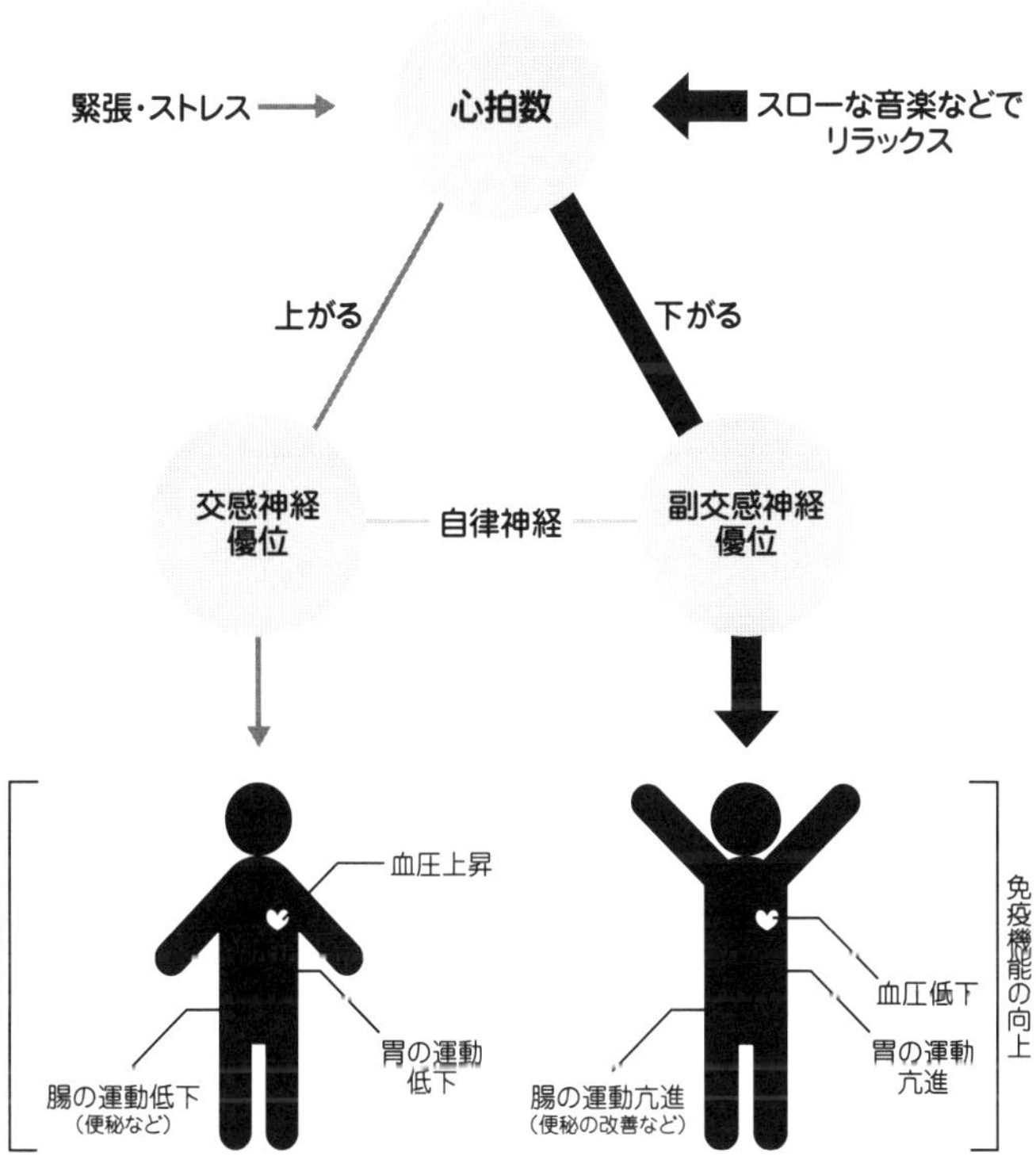

美腹ミュージック

〈腸が動かないとき〉

テンポの遅い曲が効果的。「日頃から聴いている音楽」「歌詞のないもの」「特殊な曲調や不協和音のないもの」などで、テンポがゆっくりでリラックスできるもの、聴くと癒される音楽を帰宅後のひとときに聴きましょう。自分がどんな音楽で癒されるのかがわからない人のために、九州大学大学院人間環境学研究院の北山修教授がアンケート調査で得たデータの「心を癒す音楽50曲」の中から、上位のベスト25も紹介したので、参考にしてください。

〈不安があって胃腸の調子が悪いとき〉

脳をリラックスさせるα波が出るといわれるモーツァルトの曲が効果的。なかでも「交響曲40番ト短調」や「ピアノ協奏曲第23番2楽章」がおすすめです。

〈便意がないとき〉

朝食時やトイレタイムに音楽をかけると、緊張がほぐれてスムーズな排便効果が期待できます。この場合はスローテンポで、低音域から高音域まで広がる開放的な曲で、歌詞の入らない曲だけのものが向きます。

癒しの音楽人気ベスト25

♪ イマジン（ジョン・レノン）
♪ レット・イット・ビー（ビートルズ）
♪ 川の流れのように（美空ひばり）
♪ 花（ORANGE RANGE）
♪ いい日旅立ち（山口百恵）
♪ カノン（パッヘルベル）
♪ ノクターン（ショパン）
♪ 無伴奏チェロ組曲（バッハ）
♪ 別れの曲（ショパン）
♪ G線上のアリア（バッハ）
♪ 月光（ベートーベン）
♪ 赤とんぼ（山田耕作）
♪ 明日に架ける橋（サイモン&ガーファンクル）
♪ イエスタデイ・ワンス・モア（カーペンターズ）
♪ 上を向いて歩こう（坂本九）
♪ コンドルは飛んで行く（サイモン&ガーファンクル）
♪ なごり雪（イルカ）
♪ 夜空ノムコウ（SMAP）
♪ TSUNAMI（サザン・オールスターズ）
♪ 秋桜（山口百恵）
♪ いとしのエリー（サザン・オールスターズ）
♪ 主よ人の望みの喜びよ（バッハ）
♪ 卒業写真（荒井由実）
♪ ふるさと（岡野貞一）
♪ ヘイ・ジュード（ビートルズ）

を排出する漢方薬で、腸内環境を整えてお腹のはりを取ります。

＊サプリメント＊

γ－リノレン酸

γ－リノレン酸はボラージ草というハーブの種子の油や海藻類に含まれる脂肪酸で、とくに月経前症候群の便秘に効果を発揮します。月経前症候群の便秘で下剤が必要だった患者さんにγ－リノレン酸入りのクッキーを食べてもらったところ、半数の人が下剤が不要になったのも確認しています。

納豆菌

善玉菌を優勢にして腸内バランスを整え、腸内環境をよくしていきます。生活環境が乱れて便秘がちの人や、お腹のはりがある人向き。納豆菌だけのサプリメントや、納豆菌に乳酸菌やビフィズス菌を配合したサプリメントがあります。

ビタミンC

ビタミンCは、腸の中にガスを発生させて腸のぜん動運動を刺激し、抗ストレス作用で腸へのストレスを軽減して腸を元気づけます。ストレスがお腹にくる人は、朝起きてすぐの空腹時に、１～２ｇのビタミンCのサプリメントで乗り切りましょう。

お腹やせに役立つ漢方薬とサプリメント

漢方薬やサプリメントを活用したい人のために、腸の働きを高める効果が確実で副作用がほとんどないものを紹介します。

＊漢方薬＊

防風通聖散《ぼうふうつうしょうさん》

下痢を起こすなど刺激の強力な生薬の大黄《だいおう》が少なくても、下剤としての効果が大きいのがこの漢方薬の特徴です。芒硝《ぼうしょう》（天然の含水硫酸マグネシウム）や生姜《しょうきょう》（ショウガの根茎）が腸の働きを高めて便通を促します。漢方の証でいうと、固太りで跳び出たお腹の人向きです。

麻子仁丸《ましにんがん》

麻子仁《ましにん》（クワ科アサの果実）といった小腸の働きを高める生薬を含んだ、腸の働きを整える漢方薬。大黄やセンナの含有量が少なく、子宮筋腫の女性にも用いられ、比較的、虚弱体質でお腹が出ている人向きです。

桂枝加芍薬湯《けいしかしゃくやくとう》

芍薬《しゃくやく》（シャクヤクの根）や桂枝《けいし》（シナモン）、生姜《しょうきょう》（ショウガの根茎）など体を温め腸の働きをよくする生薬からなる漢方薬で、体が冷えて胃が弱い人に向きます。たまっていた老廃物

カバーデザイン
渡邊民人(TYPEFACE)

本文デザイン・DTP制作
新沼寛子(TYPEFACE)

イラスト
とげとげ

取材・文
金井章子

編集協力
加賀田節子事務所

〈参考文献〉

「排便力」が身につく本　松生恒夫著　マキノ出版
腸内リセット健康法　松生恒夫著　講談社＋α新書
腸内リセットダイエット　松生恒夫著　マキノ出版
「腸内リセット」で便秘は必ず治る　松生恒夫著　マキノ出版
腸内リセット！「解毒」ホルモンパワー　松生恒夫著　講談社
大腸の健康法　松生恒夫著　平凡社新書
腸すっきりファイバーダイエット　松生恒夫著　リヨン社
朝いちばんの毒出しデトックス　松生恒夫著　大和書房
おなかスッキリダイエット　松生恒夫著　双葉社
やせる！　毒出しホットジュース　松生恒夫著　マキノ出版
やせる！　たまねぎジュースダイエット　松生恒夫著　主婦と生活社
F・I値ダイエットが効く！　松生恒夫著　主婦と生活社
内臓脂肪は命の危険信号　栗原毅著　小学館
百歳まで歩く　田中尚喜著　幻冬舎文庫
おなかがヤセるレシピ　浅野次義著　コナミデジタルエンタテインメント

〈監修者紹介〉
松生恒夫（まついけつねお）

1955年、東京都生まれ。東京慈恵会医科大学卒業。同大学第三病院内科助手、松島病院大腸肛門病センター診療部長などを経て、2003年、松生クリニック開業。主な専門領域は、大腸内視鏡検査、生活習慣病としての大腸疾患、地中海式食生活（地中海式ダイエット）、漢方療法、ストレス対策としてのポップ・ミュージックなど。著書に『腸内リセットダイエット』『毒出しジュースダイエット』（ともにマキノ出版）、『腸内リセット！「解毒」ホルモンパワー』『腸内リセット健康法』（ともに講談社）などがある。

美腹ダイエット
2008年7月10日　第1刷発行

監修者　松生 恒夫
発行者　見城 徹

GENTOSHA

発行所　株式会社 幻冬舎
〒151-0051 東京都渋谷区千駄ヶ谷4-9-7

電話：03（5411）6211（編集）
03（5411）6222（営業）
振替：00120-8-767643
印刷・製本所：図書印刷株式会社

検印廃止

ISBN978-4-344-01535-7 C0095
幻冬舎ホームページアドレス　http://www.gentosha.co.jp/

この本に関するご意見・ご感想をメールでお寄せいただく場合は、
comment@gentosha.co.jpまで。